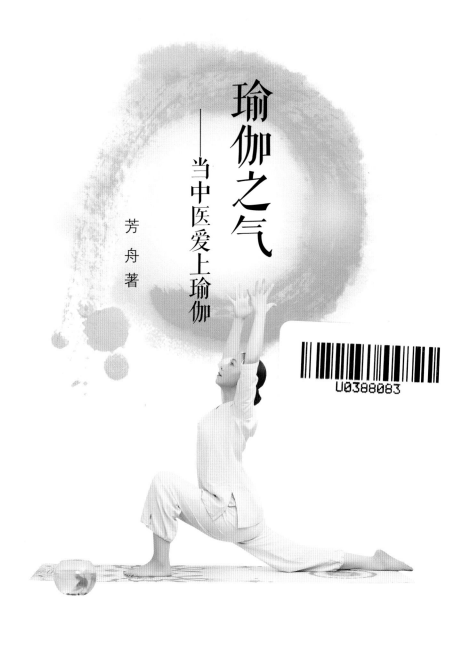

瑜伽之气

——当中医爱上瑜伽

芳 舟 著

U0388083

辽宁科学技术出版社

·沈阳·

图书在版编目（CIP）数据

瑜伽之气：当中医爱上瑜伽 / 芳舟著 . —沈阳：辽宁科学技术出版社，2019.8

ISBN 978-7-5591-1190-6

Ⅰ . ①瑜… Ⅱ . ①芳… Ⅲ . ①瑜伽—基本知识 Ⅳ . ① R793.51

中国版本图书馆 CIP 数据核字 (2019) 第 097276 号

出版发行：辽宁科学技术出版社
　　　　　（地址：沈阳市和平区十一纬路 29 号　邮编：110003）
印　刷　者：辽宁新华印务有限公司
经　销　者：各地新华书店
幅面尺寸：170mm×240mm
印　　张：8
字　　数：180 千字
出版时间：2019 年 8 月第 1 版
印刷时间：2019 年 8 月第 1 次印刷
责任编辑：郭　莹　邓文军
封面设计：魔杰设计
版式设计：袁　舒
责任校对：王玉宝

书　　号：ISBN 978-7-5591-1190-6
定　　价：36.00 元

投稿热线：024-23280258　　联系人：郭莹
邮购热线：024-23284502
投稿 QQ：765467383

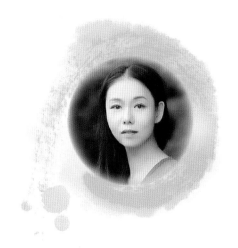

芳舟，原名谢玉艳
高级瑜伽导师
中医康复理疗师
颂钵疗愈师
和合瑜伽创始人

作者简介

曾赴巴厘岛、厦门、苏州等地进修研习瑜伽文化。近年来，潜心研究中医经络学和颂钵音频疗法，致力于将印度精准正位瑜伽和祖国传统中医经络学、颂钵音频疗愈完美地融合为一体，将中医的"和合文化"融入瑜伽体式中。2016年，创立了以"和合瑜伽"命名的新类瑜伽。目前，正专注于瑜伽、经络、颂钵相融合的身心自然疗法的深入研究与传播。

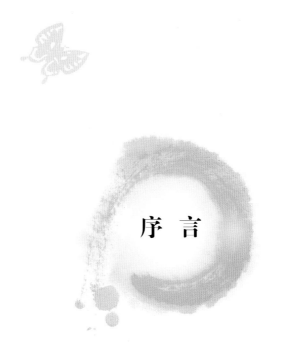

序　言

　　刚刚过了大暑，窗外海雾弥漫，这样的早晨，适合为新书写序。

　　自从《和合瑜伽——经络疗愈24式》在2018年1月出版发行之后，我收到大家很多热情的反馈，这让我时时沉浸于欣喜中。2019年4月，该书实现了第三次再版，坦诚地说，能得到这么多读者的肯定和好评，是我意料之外的，当时写书的初衷，仅仅是想把一份祖先留下的珍宝，尽己所能地传播给更多的人，使身边的人从中受益。

　　事实证明，它是让人惊喜的。

瑜伽与中医的融合，是两种古老的传统文化精髓的交融，瑜伽之美，中医之美，是人世间之大美，令人叹为观止。随着祖国传统文化的复兴，越来越多的人喜欢上了中医，只是苦于很多的医学典籍不太容易读懂，大家在理解的时候会有些吃力，于是，我就萌生了写这本书的想法。

这是一本有关"瑜伽"与"中医"的书，不仅浅显易懂，而且生动有趣。看完之后，您就会对身体里的五脏六腑有清晰的认识，自然就明白了每个瑜伽体式对不同的脏腑所产生的调气效果。这本书有点特别，它没有生涩的名词和理论概念，只有"肝妻子""胆丈夫""心皇帝""肾元老"这样生动的角色，并且像摄像头一样记录了他们每天忙碌而有序的日常工作。

我们知道，一年有 24 个节气，大自然在不同节气对人体五脏六腑的影响是不同的，"顺应天时"一直都是古代养生修行者的不变准则。在不同的季节，我们推荐给大家不同的瑜伽体式，并为体质虚弱和有身体不适的练习者设计了更加安全的温和体式，希望每位读到这本书的朋友都能有所收获。

感谢在前行的路上一直默默支持我的朋友们。

前方的路还很长，但我矢志不渝。

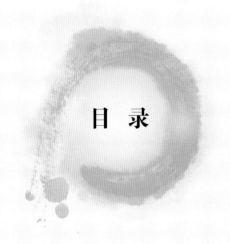

目 录

序 言

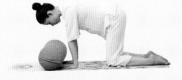

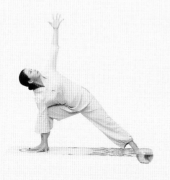

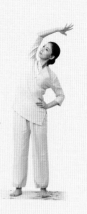

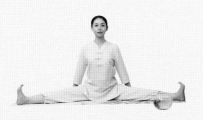

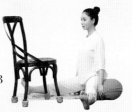

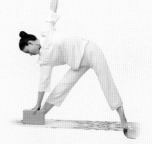

瑜伽

YOGA

之气

第一章

瑜伽的气是啥?

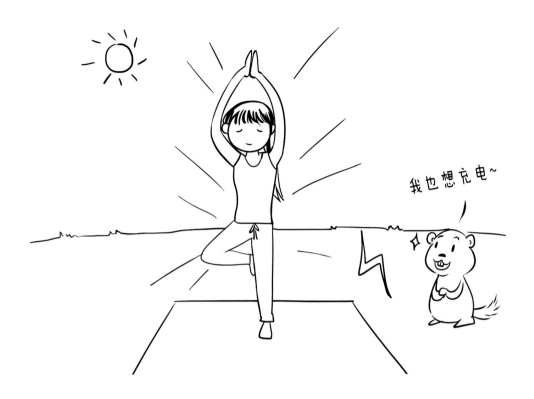

气，是一个听上去好玄妙的、好高深的字眼。生气、元气、力气、火气、神气、天气……是不是我们常常挂在嘴边，却很难说出来它到底是个啥东西呢？

其实可以这么想，气呢，就像拼图玩具里的小碎片，很小很细碎，小到我们的眼睛都看不到了，什么天地呀，空气呀，树木花草呀，包括咱们人呀，所有的东西都是由"气"拼成的。它无处不在，充满了整个空间。气，就像是一股你看不见的"风"，跑来跑去，并且"风"里还携带着不同的能量。

一年365天，一天24小时，每一分每一秒中，气都是在不断地运动、变化着的。人的生、老、病、死其实是身体里"气"的运动、变化产生的结果。

这么看来，终于明白了，我们身体里的"气"运行的是不是顺畅，它是有固定的节奏还是忽快忽慢……这些竟然会影响到每个脏腑是不是能正常工作，影响到我们能不能健康地生活。

同时呢，气还负责传递信息。比如说，我们盛粥的时候，需要用个勺子，这边舀上一勺粥，然后倒入碗里。这个勺子，就是"气"发挥的作用。

中医理论认为，不能轻视太阳、月亮、黑夜、白天、一年四季的变化对人的五脏六腑的影响，所以，古人把"天人合一"作为我们养生的最高境界。

也许你会说："哦，原来季节变化，是养生的指示牌呀！"那么接下来，来点干货吧，说说我们该具体做点啥呢？

现在很多人喜欢瑜伽，不仅是因为它看起来让人赏心悦目，而且有很多好处，什么瘦身啦，塑形啦，增强柔韧性啦，其实，它的好处可远远不止这些。瑜伽是一种运动，更是一种生活、修行的方式。

当我们在练习瑜伽时，身体里的"气"就会有一些不一样的变化。举个例子，如果在早晨，伴随着清晨的第一缕阳光，身体里的"气"会受到自然之气的影响，在瑜伽体式的引导下，带动身体吸收天地之间的生发之气，逐渐为自己的身体补充能量。你看，大自然就像个充电器，我们和这个大型的充电器产生连接后，就能源源不断地为自己"充电"了。

这，才是瑜伽真正的秘密。

瑜伽的体式可以引导、推动身体内的"气"的运动和变化，不同的体式，对五脏六腑会产生不同程度和功效的作用。我们知道，不一样的季节，不一样的气候，天地之气蕴含的能量是完全不同的，古人的智慧提醒了我们，在适合的节气里，练习不同的瑜伽体式，可以有选择性地和天地自然这个"大型充电器"产生连接，从而接收到对我们身体有好处、有帮助的能量，也就是"气"，从而有针对性地调理我们的五脏六腑，使养生、疗愈疾病收到意想不到的效果。

这听起来多么神奇！细想一下，古人几千年传承下来的大智慧，就静静地放在那儿，等待我们去领悟、去开启呢。

第一节 中医和瑜伽的故事

"中医"是一位饱读诗书的才子，学识渊博而品格高洁。

"瑜伽"是一个美丽智慧的女子，秉性善良且笑容温暖。

有一天，他们相遇了。

中医爱上了瑜伽。

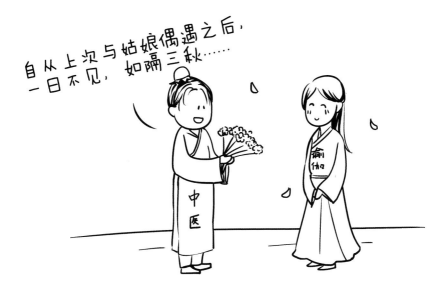

当中医爱上瑜伽，就有了"调气瑜伽"。它利用瑜伽对人体五脏六腑之气的调节、疏导作用，融入了《黄帝内经》中"顺应天时"的养生方法，并结合了经络穴位的按摩，是一种中医与瑜伽强强联合的新类瑜伽。

第二节　瑜伽是怎么调理那些气的？

《素问·举痛论》中说，"百病生于气也"，意思是说，人之所以生各种病，都是因为人体当中气的运动、变化出了问题。有的是气运行受阻，叫作"气机不畅"；有的是气受阻严重，干脆堵住了，叫"气滞"；有的是气的方向走反了，或者太过了，叫"气逆"；有的是气出不来，被困在身体里，叫"气闭"等。

所以说，调畅气机，就成为治疗疾病、养生保健的头等大事。调气瑜伽首先是一种经络疗愈瑜伽，经络就是人体里气血流通的通道，在气血循环的过程中，为我们的五脏六腑输送新鲜的养料，同时带走它们排出的废物和垃圾，从而保证我们的身体各个系统能够正常地运转。

天地万物的变化都按照春生、夏长、秋收、冬藏的节奏在进行着，春夏秋冬，每一个季节都有自己的特点，我们是大自然的孩子，我们身体里的每个脏腑、每条经络，都和大自然中的元素有着神奇的对应关系。举个例子来说，春季，是万物复苏的季节，万物都在"生发"的状态，这个季节，我们的脏腑中肝、胆受到的影响是最大的，所以，这个时候，人们就会出现莫名其妙的烦躁、易怒、眩晕现象。根据这个特点，如果有的朋友平日里肝胆就是比较虚弱的，或有肝胆方面的慢性病症，就可以在春季的6个节气里，经常练习我们推荐的"侧三角式"，疏通肝经、胆经容易堵塞的"明星穴位"，使肝、胆能得到重点的关照。

瑜伽
YOGA
之气

第二章

四季是怎样划分的?

每到换季的时候，我们就很迷惘，天气忽冷忽热，衣服穿多了就会燥热，穿少了又容易着凉感冒。其实季节的变化就是这样一个不稳定的过程，在古人的眼里，一年四季的变化是根据二十四节气来划分的。具体来说：

春季，是一年中从低气温走向高气温的季节。从立春开始，经历雨水、惊蛰、春分、清明、谷雨，到立夏前一天截止。

夏季，是一年中停留在高气温的季节。从立夏开始，经历立夏、小满、芒种、夏至、小暑、大暑，到立秋前一天截止。

秋季，是一年中从高气温走向低气温的季节。从立秋开始，经历处暑、白露、秋分、寒露、霜降，到立冬前一天截止。

冬季，是一年中停留在低气温的季节。从立冬开始，经历小雪、大雪、冬至、小寒、大寒，到立春前一天截止。

第一节　不得不说的二十四节气

二十四节气是我们的老祖宗通过对太阳、天象的不断观察、分析和总结，创造出来的一种独特的历法，起初，它是为农业生产服务的。比如"芒种"这个节气，就是说在这个时期，小麦、大麦等有芒作物已经成熟了，要抓紧时间收割，同时也是有芒的谷类作物（如谷、黍、稷等）播种的最佳时机，如果耽搁了就可能影响收成。所以就叫"芒种"吧。

"春雨惊春清谷天，夏满芒夏暑相连，秋处露秋寒霜降，冬雪雪冬小大寒。"这首二十四节气歌在民间广为流传，无论是古时候还是现在，节气已经和我们的生活密切相关，二十四节气在讲述气象、农时变化的同时，也在告诉我们人与大自然之间的关系。太阳的升落，月亮的圆缺，不同的节气，其实都在直接或间接地影响着我们身体内在的变化。古人养生一直在追求"天人合一"的最高境界，就是遵从天地自然的运行规律。在各个节气中，人们根据自身的状况，在饮食起居方面加以调整、保养和改善，使身心融入自然的运行规律，就像《黄帝内经》中岐伯所说的，达到人的自然寿命，"度百岁乃去"。

第二节　来给四季分分家

一年四季一般是根据二十四节气来准确划分的，每个季节由六个节气组成，让我们跟随"二十四节气歌"来看看吧！

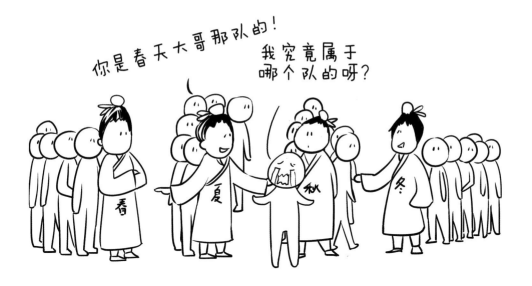

1. 春季——"春雨惊春清谷天"

春季的6个节气按照先后顺序分别是立春、雨水、惊蛰、春分、清明、谷雨。包括阴历正月、二月、三月（阳历2月、3月、4月）。

春季第一个节气——立春：乍暖还寒时候，万物开始复苏。

春季第二个节气——雨水：开始降雨，润物细无声。

春季第三个节气——惊蛰：春雷阵阵，冬眠动物觉醒，爬出洞穴。

春季第四个节气——春分：草长莺飞，杨柳青青，燕子从南方归来。

春季第五个节气——清明：春回大地，春意盎然，踏青、植树的好时节。

春季最后一个节气——谷雨：气温回升，雨量增多，播种时节，禾苗茁壮成长。

2. 夏季——"夏满芒夏暑相连"

夏季的6个节气按照先后顺序分别是立夏、小满、芒种、夏至、小暑、大暑。包括阴历四月、五月、六月（阳历5月、6月、7月）。

夏季第一个节气——立夏：气温大幅度升高，动物、植物进入疯长时期。

夏季第二个节气——小满：多雨潮湿，谷物相继成熟，但还没有完全成熟。

夏季第三个节气——芒种：进入梅雨季节，农事"夏收、夏种、夏管"最繁忙的季节。（有芒的麦子快收，有芒的稻子快种）

夏季第四个节气——夏至：一年中白昼最长的一天，天气闷热，防洪防汛开始。

夏季第五个节气——小暑：开始进入最炎热的天气，农田忙于追肥、防虫害。

夏季最后一个节气——大暑：最炎热的时期，闷热难当，既要防洪又要抗旱。

3. 秋季——"秋处露秋寒霜降"

秋季的6个节气按照先后顺序分别是立秋、处暑、白露、秋分、寒露、霜降。包括阴历七月、八月、九月（阳历8月、9月、10月）。

秋季第一个节气——立秋：秋高气爽，进入收获的季节。

秋季第二个节气——处暑：天气早晚凉爽，庄稼成熟较快。

秋季第三个节气——白露：天气转凉，草木上可以看到白色露水，燕子南飞。开始吹偏北风，温度下降加速。

秋季第四个节气——秋分：凉风习习，碧空万里，降温越来越快，秋收、秋耕、秋种忙不停。

秋季第五个节气——寒露：枫叶飘红，菊花怒放，昼暖夜凉，雨季结束了。

秋季最后一个节气——霜降：树叶枯黄掉落，露水凝结成霜，冬眠动物开始进入冬眠状态。

4. 冬季——"冬雪雪冬小大寒"

冬季的6个节气按照先后顺序分别是立冬、小雪、大雪、冬至、小寒、大寒。包括阴历十月、十一月、十二月（阳历11月、12月、1月）。

冬季第一个节气——立冬：冬季开始，万物收藏，规避寒冷。

冬季第二个节气——小雪：出现大风降温天气，伴有雨夹雪或小雪。

冬季第三个节气——大雪：天气更加寒冷，降雪量增多，地面渐有积雪。

冬季第四个节气——冬至：一年中白昼最短的一天，数九寒冬。

冬季第五个节气——小寒：天气进入最寒冷的阶段，北方大部分地区农活停止，进入歇冬阶段，南方进行农田防冻、追肥工作。

冬季最后一个节气——大寒：大寒正值四九，风大，低温，地面积雪不化。一年中的最后一个节气，孕育又一个轮回。

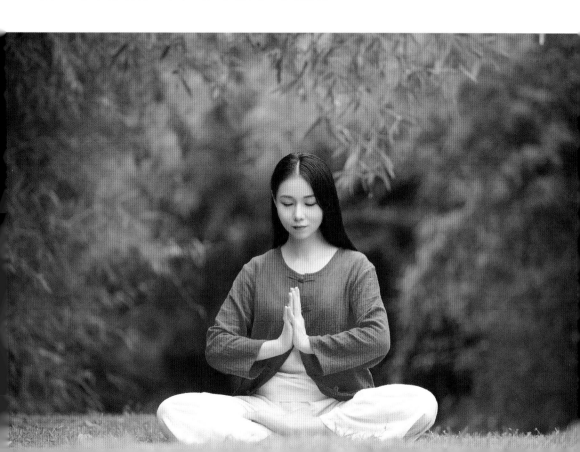

瑜伽
YOGA
之气

第三章

老祖宗
传下来的悄悄话

　　老祖宗留给我们后人很多宝贝，《黄帝内经》就是其中一个。在《黄帝内经·上古天真论》中，有一段非常经典的对话，是黄帝和他的老师岐伯之间的问答。黄帝问岐伯："我听说上古时候的人，年龄都能超过百岁，动作也不显衰老；现在的人，年龄刚刚到半百，动作都衰弱无力了，这是由于时代不同造成的呢？还是因为今天的人们不懂得养生造成的呢？"

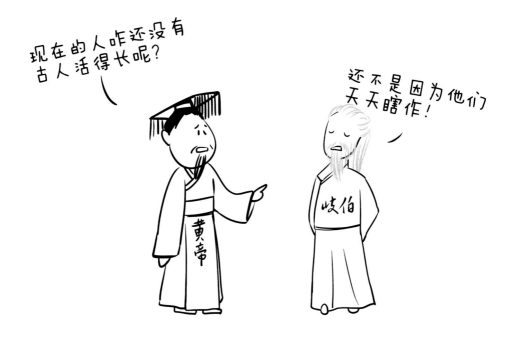

　　岐伯回答说："上古时代的人，那些懂得养生之道的，能够遵从天地自然变化的规律，来调节自己养生的方法。他们饮食方面有节制（不胡吃海塞），生活作息有规律（不夜夜笙歌），既不会没有限度地劳心劳力（加班过劳死），又尽量避免过度的房事（沉迷女色），所以能够身体健康、精神饱满，身心和谐统一，能活到天赋的自然年龄，超过百岁才离开人世。而现在的人就不一样了，把酒当汤水喝，滥饮无度，使反常的生活成为习惯，醉酒行房，因恣情纵欲而使阴精枯竭，因满足各种嗜好而使自己的精气耗散，不能很好地控制心神，为了满足心里的欲望而不顾后果，生活起居，没有一点规律可言，所以到50岁左右就衰老了。"

在这段对话中，岐伯通过将"上古之人"与"现在的人"做比较，指出他们对养生的不同态度导致了不一样的结果。你看，古人早早地就知道了，养生是多么的重要。朋友们，如果您希望自己身体健康、益寿延年，有一点要明白的是，一定要遵从天地自然变化的大规律，来调和、保持自己生活的小规律才好，否则就会提前、过早地衰老了。

第一节 春天里，万物"生"

"春三月，此谓发陈，天地俱生，万物以荣，夜卧早起，广步于庭，被发缓行，以使志生，生而勿杀，予而勿夺，赏而勿罚，此春气之应，养生之道也。逆之则伤肝。"

这是从《黄帝内经》中的《四季调神大论篇》中摘录的一段话，大致意思是这样的：春季的3个月（包括阴历正月、二月、三月，即阳历2月、3月、4月）是推陈出新、生命萌发的时候，天地自然都生机勃勃，万物欣欣向荣。这个时节，人们应该天一黑就睡觉，早晨早点起床，把头发披散开（古人一般都留长发，不随意剪发的），穿宽松的衣服，在院子里慢慢散步，使人的精神愉快。保持万物的生机，不要随意杀伐，多给予，少抢夺，多奖励，少惩罚，这是适应春季的气候，保养生发之气的方法。如果违反了养生的方法，就会损伤到我们的肝脏。

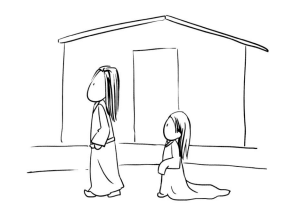

在这段话里，古人提到了和我们日常生活息息相关的几点：

1.起居方面： "夜卧早起" ——天一黑就睡觉，早晨要早起。有的朋友有经常熬夜、第二天又睡懒觉的生活习惯，或者工作经常加班加点，夜深人静的时候还在费尽心思地写PPT。在春季里，这样的起居习惯，是会伤到肝脏的，而且会影响到体内阳气的生发，降低抵抗外邪的能力。所以，朋友们，你们可长点心吧！

2.着装方面： "被发缓形" ——在这里，"被"同"披"的意思。披散开头发，解开衣带，穿宽松的衣服，让身体舒适。看看我们的身边，有不少女性朋友为了塑造凹凸有致的身材，喜欢穿紧身衣或塑形衣，包括一些"聚拢、塑形"的文胸，其实对身体都是没有好处的，尤其在春季里，更需要穿些宽松的衣服，让身体保持舒适而放松的状态，才是符合养生之道。

3.运动方面： "广步于庭" ——迈着大大的步子，慢慢地在院子里散步。

这里面提到了两方面内容：一是运动的时间，是早晨起来之后；二是运动的幅度，是慢慢地迈着大大的步子，在院子里散步。让我不由得想到了现在有很多朋友，早晨起得晚，来不及运动，一般会在下午或者晚上到健身房去挥汗如雨地锻炼，这种锻炼和古人的养生之道真的是南辕北辙了。春季里的运动，安排在上午是最合适的，因为，上午是阳气生发的时候，这时候锻炼身体，可以帮助阳气在体内生发；而下午和晚上，是阳气开始收敛闭藏的时候，其实是不太适合的。另外，春季的运动是要缓和的，不需要太剧烈，不需要大汗淋漓，建议朋友们选择一些舒缓的运动来锻炼，例如：瑜伽、太极、散步等，而且控制在微微出汗的程度就可以了。

第二节　草"长"莺飞的夏

"夏三月，此谓蕃秀，天地气交，万物华实，夜卧早起，无厌于日，使志无怒，使华英成秀，使气得泄，若所爱在外，此夏气之应。养长之道也。逆之则伤心。"

　　这段话的大致意思是说：夏季的3个月（包括阴历四月、五月、六月，即阳历5月、6月、7月），是自然界万物繁荣茂盛的时候，这时候，天气下降，地气上升，天地之气相交，植物开花结果，开始旺盛地生长了。这个时节，人们应该在天一黑就睡觉，第二天早早起床，不要觉得日头炎热，时间又比较长，就远离阳光。心情要保持开朗、愉快，尽量不要发怒，使身体里的气机畅通无阻，对外界事物保持浓厚的兴趣。这是适应夏季的气候，保护养长之气的方法。如果违反了养长的方法，就会损伤到我们的心脏。

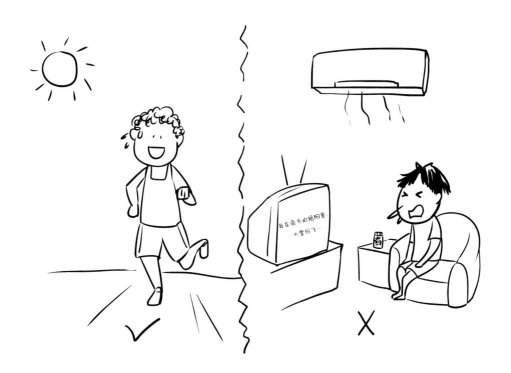

　　在这段话里，古人提到了和我们日常生活息息相关的几点：

　　1.起居方面： "夜卧早起"——天一黑就睡觉，第二天早早地起床。和春季类似，古人建议我们同样是早睡早起，不要熬夜，不要睡懒觉。保持健康的起居习惯，才能养护身体里的阳气，使它不断壮大起来。

2.出行方面："无厌于日"——目前有两种解释：第一种解释是不要讨厌长日，就是说，夏天的白天越来越长，可以增加日常活动的时间；另一种解释是不要厌恶太阳，就是说，夏天不要躲避太阳，要多晒晒太阳，吸收阳气，促进体内阳气的强大。有的朋友夏天喜欢躲在空调房里，很怕被晒黑，在古人看来，还是要多多出门活动，不断接触阳光和大自然，让身体里的阳气逐步壮大，这样，我们才可以拥有更强的抵抗力，来保持身体的健康。

3.情绪方面："使志无怒，使华英成秀，使气得泄，若所爱在外。"应保持愉快的情绪，不要动不动就发火，使精神和身体里的气机运转顺畅、通泄自如，对外界事物保持浓厚的兴趣。夏天到来了，气温逐步升高，是养心的季节，这时候，要保持平和沉静的心态，多多关注外面的新鲜事物，保持快乐的心情，不要因为一点小事就发火，这样，保持健康的心态，才能使我们的心脏不受伤害。有的朋友是火暴脾气，在炎热的夏天更是焦躁不安，如果你身边有这样的朋友，一定要多劝劝他，要开始爱惜自己的小心脏呀！

第三节　金秋，"收"心的季节

"秋三月，此谓容平，天气以急，地气以明，早卧早起，与鸡俱兴，使志安宁，以缓秋刑，收敛神气，使秋气平，无外其志，使肺气清，此秋气之应，养收之道也。逆之则伤肺。"

这段话的大致意思是说：秋季的3个月（包括阴历七月、八月、九月，即阳历8月、9月、10月），自然界的万物开始成熟，形态逐渐平定下来，不再旺盛地生长。天高风急，地气清肃。人应该早睡早起，和鸡的活动时间相仿，以保持神志的安宁，减缓秋季肃杀之气对人体的影响。收敛神气，以适应秋季容平的特征，不使神思外驰，以保持肺气的清肃功能，这就是适应秋季的气候，保养人体收敛之气的方法。如果违反了这个方法，就会损伤我们的肺脏。

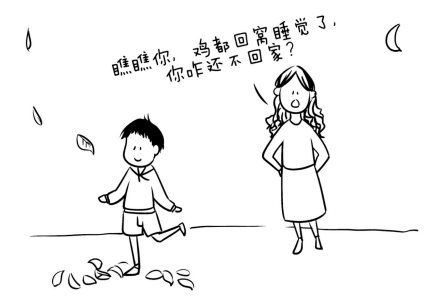

　　在这段话里，古人提到了和我们日常生活息息相关的几点：

　　1.起居方面："早卧早起，与鸡俱兴"——在秋天里，要早睡早起，和鸡的活动时间相仿。我们知道鸡属于家禽类，禽类有一个共同的特点，就是天色刚刚暗下来的黄昏时候，就回自己的巢睡觉了，而早晨鸡叫是在东方鱼肚白的时候。这个和春夏的"夜卧早起"还是有一点区别的，具体来说就是，相比春天和夏天，秋天要稍早一点睡觉，稍晚一点起床。目的是什么呢？是为了更好地养护身体的收敛之气呀。

　　2.情绪方面："使志安宁，以缓秋刑"——秋天要保持神志的安宁，以减缓秋天肃杀之气对身体的影响。"秋天来了，叶子黄了，一群大雁往南飞"——这是小时候课本上写到的秋天，树木凋零、落叶纷飞，大地一片肃杀之气。这个时候，要格外注意自己的"悲秋"情绪，有很多人一到秋天就莫名其妙地感觉忧郁，不开心，内心充满了悲观情绪。这就是受到了肃杀之气的影响，如果不及时调理、疏导，容易对肺造成伤害。记得《红楼梦》里的黛玉葬花吗？那首悲悲戚戚的《葬花吟》听得人不由得肝肠寸断，悲从中来。剧情发展到后来，黛玉出现了咳血，病死于肺痨，她也是"悲秋"的一个典型人物吧。所以说，秋天尽量让自己心态平和、安定，避免想得太多，心神向内收敛，适当控制自己的情绪，不要感情用事才好。

第四节　"藏"着掖着好过冬

"冬三月，此谓闭藏，水冰地坼，无扰乎阳，早卧晚起，必待日光，使志若伏若匿，若有私意，若已有得，去寒就温，无泄皮肤，使气亟夺，此冬气之应，养藏之道也。逆之则伤肾。"

这段话的大致意思是说：冬季的3个月（包括阴历十月、十一月、十二月，即阳历11月、12月、1月）是万物蛰藏、生机潜伏的时候，水寒成冰，大地龟裂，人应该早睡晚起，等到太阳出来，有阳光照耀的时候再起床。不要轻易地扰动阳气，要使神志深藏于内，安静自如，好像有个人的隐私，严守而不外泄；又像得到了渴望得到的东西，把它密藏起来一样。要躲避寒冷，求取温暖，不要使皮肤开泄，使阳气不断地损失，这是适应冬季的气候，保养人体闭藏之气的方法。如果违反了这个方法，就会损伤

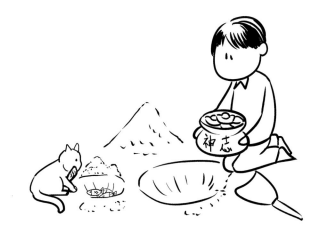

我们的肾脏。

在这段话里，古人提到了和我们日常生活息息相关的几点：

1.起居方面："**早卧晚起，必待日光**"——在冬天里，要早早上床睡觉，等到太阳出来的时候再起床。冬季到来，万物闭藏，大家都把自己裹得严严实实的，为的是保护身体的阳气不被打扰。所以，要早睡晚起，一定等阳光照耀大地的时候再起床。如果您的身边有些老年人喜欢晨练，那就要格外提醒他们，冬天多睡一会儿，晚点起床，才对身体更有好处呀！

2.运动与穿衣方面："**去寒就温，无泄皮肤**"——要躲避寒冷，保持温暖，不要使皮肤开泄而使阳气不断地损失。天气寒冷，而且温差很大，这时候很容易凉热不均；穿衣方面，要及时关注天气预报和降温提示，适当增减衣物，避免受寒或捂汗。很多爱美的女性朋友也要记得穿暖一点，要美丽，也要健康呦！现在很多朋友一年四季都在健身房里锻炼，冬天是阳气闭藏的时候，尽量不要出大汗，以免伤到身体的阳气，所以，锻炼身体也要适度。

3.神志方面："**使志若伏若匿**"——使神志深藏不露，表面上安安静静、泰然自若。好像有个人的隐私，又像得到了渴望得到的东西，把它藏得深深的，不让别人发现。我们经常说"冬天是孕育希望的季节"，在冬天里，如果你有任何远大的志向，任何独特的想法，都要默默地放在心底，就像种下了一个种子，不告诉其他人，让它悄悄地潜藏，等到来年的春天，开始发芽、开花。

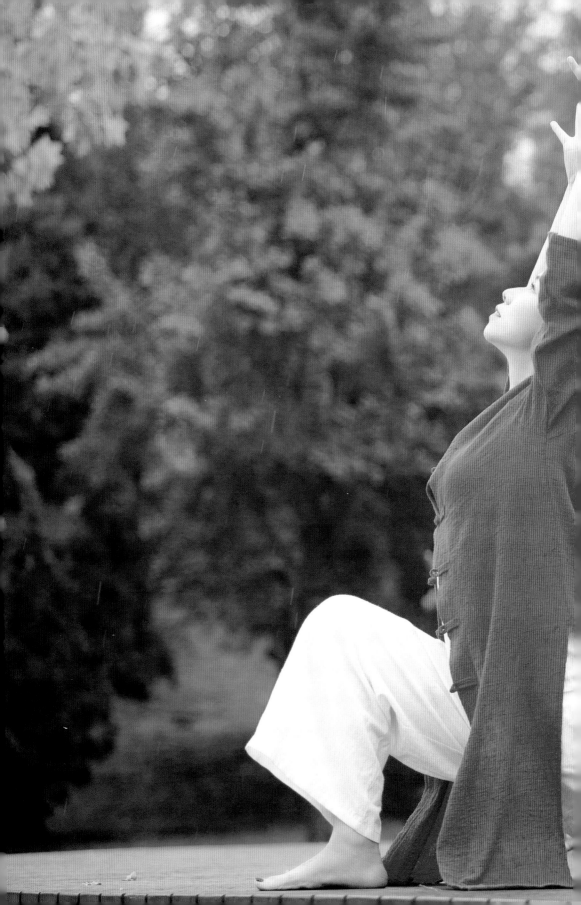

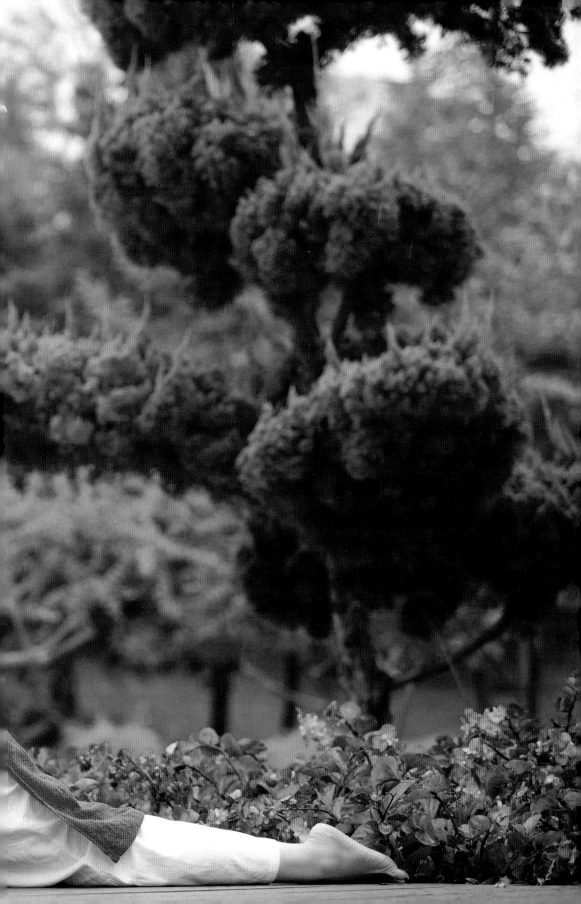

瑜伽

YOGA

之气

第四章

身体的五脏六腑，
你了解吗？

当我们来到这个世界上的时候，五脏六腑就在我们的身体里了，就像是出厂时原装的零件，一个不少地安装在身体的某个部位，默默地为我们工作着。有的朋友也许会说，没看到它们工作呀，它们不就是天天装在身体这个大袋子里，它们还跑来跑去地干活吗？或许它们没有像我们一样，在单位和家之间跑来跑去不停地奔波，可它们绝对不会像有的人想的那样，天天在睡大觉。正好相反，它们每一天都在不停地工作着，直到某一天，我们的身体出现了各种各样的问题，于是，我们才开始关注它们，竟然发现，自己对它们知道得真是太少了。

下面，让我们一起来了解一下，身体里的这些宝贵而神奇的零件吧！

第一节　五脏六腑都有啥?

1. 在中医的藏象学说中，五脏，指的是肝、心、脾、肺、肾。

五脏有两个共同的特点：

1）看上去接近于实心的。 如果我们去熟肉店里看看，就会理解了，猪肝我们都吃过吧，一刀切开，它里面是实心的，再看看猪心，除了里面有一些缝隙之外，大部分也是实心的。

2）用来化生、储藏身体里最好的东西——"精气"。

这句话貌似不太好理解，什么是精气呢？精气由两部分组成：一部分是父母给的先天的元气，在你出生后就藏在你的身体里了；另一部分是后天我们从大自然和饮食中吸取的营养。

让我们来打个比方。比如说，你的父母在你出生后，给了你一笔钱，存在你的银行卡里，等你长大了，你也可以通过自己努力去挣到一些钱，也存在你的银行卡里。如果你比较好吃懒做，不想出去挣钱，就坐在家里吃老本，不断地从银行卡里取钱，慢慢地，钱就越来越少，迟早有花光的那一天。如果你比较勤奋努力，积极地去挣钱，虽然挣到的钱也有限，但银行卡里的数字也是一点点在增加。这个"银行卡"，就是我们提到的"五脏"，

"银行卡里的钱"就是五脏化生和储藏的"精气"。"银行卡里的钱"越多，你的身体状况就越健康，"银行卡里的钱"越少，你的身体状况就越差，"银行卡里的钱"花光的那一天，人的生命就结束了。

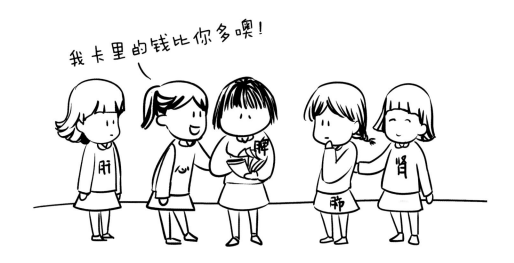

2. 在中医的藏象学说中，六腑，指的是胆、胃、小肠、大肠、膀胱、三焦。六腑也有两个共同的特点：

1）看上去，像个袋子或者管子。让我们再去熟肉店看看，那个猪大肠，一刀切开后，是不是中空的，就像一根软软的管子一样？

2）用来容纳、传递我们吃进来的好东西——"水谷精微"。

在中医理论中，将我们通过饮食吸收的营养物质叫作"水谷精微"。六腑的作用是什么呢？我们可以把它们想象成一个食物接收和消化的流水线。比如说，我们吃早饭，一碗小米粥，一个煮鸡蛋，一碟小菜。当食物入口后，通过咀嚼、研磨成细小的颗粒，顺着食道进入胃里，通过胃的进一步研磨、吸收，进入小肠，小肠将食物分类，吸收好的营养，留下的渣子输送到大肠，废水输送到膀胱，最后由肛门和尿道将食物糟粕排出体外。在整个消化的过程中，胆和三焦也起到了推动和助力的作用。这样看来，六腑就是食物传输管道，从接收食物，到研磨、吸收营养，最后将废物排出体外。如果这个管道畅通无阻，每天都能正常运转，你的身体就会越来越健康；如果管道出现了堵塞，或者运行不畅，你的健康就会亮红灯啦！

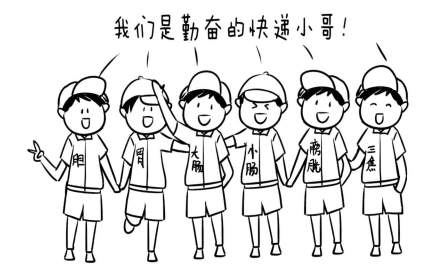

第二节 五脏六腑的"前世今生"

我们已经了解了，五脏的工作内容是化生和储藏身体里的好东西——精气，而六腑的工作内容，是接收和传导、消化食物，吸取它们的营养，排泄多余的废物垃圾。那么，五脏和六腑这两个看上去分工不同的小组，它们之间有着什么样的关系呢？

中医理论认为，五脏与六腑，属于一种"阴阳表里"的相合关系。简单地说，就是五脏属于阴，主里，六腑属于阳，主表，五脏和六腑是一阴一阳，一表一里，相互配合的关系。谈到"阴阳表里"关系，就不得不说一说人体的经络。在中医经络学说中，除了我们上面讲到的"五脏"之外，把"心包络"也定义为"脏"，所以又有"六脏"的说法。六脏和六腑，都有一条主要经脉分布在身体内，合在一起就是我们常说的"十二条正经"。经络学说根据"阴阳表里"的关系，把这十二条正经分成了六对组合，每对组合之间，都通过一个穴位（络穴）相连接。

怎么来理解呢？咱们还是来举个例子吧。六脏和六腑，就像是六对夫妻，六脏是女人，六腑是男人，女人主要负责处理家里面的事情，而男人主要负责处理外面的事情，就是我们常说的"女主内，男主外"。看上去是各有各的分工，但仔细想想，他们夫妻之间却是有着千丝万缕的联系，无时无刻不在互相影响着。比如说，男人每天在外面忙事业，当作成了一笔生意，赚到了钱之后，会怎么办呢？——拿回家交给了女人。女人呢？首先，拿出一些来做生活费，其余的，都存在银行卡里。由于男人做生意，免不了要搞些应酬、商务接待之类的活动，女人就定期拿出一些钱来给他，做日常的花销。男人拿到了这些钱，就更加用心地投入生意经营中，慢慢地，生意越做越好，就赚来了更多的钱，然后，男人再把钱拿回家，交给女人，女人再存到家里的银行卡里……

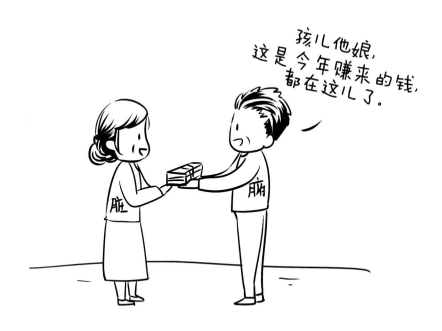

大家看到了吗？这种互相协作、互相影响、目的也完全一致的配合关系，就是六脏（女人）和六腑（男人）之间的关系，是不是很有意思呢？

第三节 五脏六腑为啥"不安心工作"了？

心包络，其实是包裹在心脏外面的一层包膜。由于"心包络"在经络学中涉及表里关系时称为"脏"，但它和我们日常谈到的肝、心、脾、肺、肾五脏还是有很大的区别的，所以呢，我们依然按照以往的习惯，称呼他们为"五脏六腑"。

五脏六腑每天都在兢兢业业地工作着，虽然它们辛勤地付出却常常被我们忽略，但实际上，如果它们出现了小状况，影响了正常的工作效率，最直接的表现就是您的身体会出现各种各样不舒服的症状。这说明，您已经接到通知，它们"无法安心工作啦"！

先来问大家几个问题，如果您早上没吃饭就去上班了，一个上午都饥肠辘辘的，您能安心工作吗？如果您昨天晚上加班到凌晨两点，第二天头昏脑涨的，您能安心投入工作吗？如果您上班的路上天天不顺畅，不是修路就是发生交通事故，您被迫天天迟到，您还能保证你的工作效率和工作状态吗？相信大家都遇到过上面的情况，自己都浑身不舒服，心情不舒畅，怎么还能安心去工作呢？怎么还能保证良好的工作效率呢？

其实，五脏六腑和我们是一样的。五脏六腑就像是一个团队中的几个骨干，它们分工不同，却配合默契。当其中的一个或几个吃不饱了，或者劳累过度了，或者传输信息、资源的道路有障碍了，它们就会出现和我们一样的不舒服的状态，当然就没办法安心工作了，当然就会在整个的团队配合中拖后腿了。那表现在我们的身体上，就是健康出现了这样或那样的问题。如果您没能及时地发现并帮助它们改善问题，慢慢地，就会让这种不舒服的状态影响到其他的团队成员，那么，您的健康问题就会越来越严重了。

所以，五脏六腑是陪伴我们一生的最忠实的伙伴，它们无时无刻不在为我们的健康默默工作着，我们是不是应该好好地关心、爱护它们呢？在它们不舒服的时候，在它们需要帮助的时候，我们是不是应该主动一点，积极一点，帮助它们恢复到好的状态呢？要知道，帮助它们，就是帮助我们自己呀！

瑜伽

YOGA

之气

第五章

春天来了，
你的肝还好吗？

中医经络学说认为，肝和胆是阴阳表里关系中的一对，通俗一点理解，就是肝和胆的关系像一对小夫妻。如果有的朋友平日里肝胆就是比较虚弱的，或有肝胆方面的慢性病症，建议可以在春季的6个节气里，经常练习我们推荐的瑜伽体式，并重点疏通容易堵塞的"明星穴位"。

第一节　"肝胆小夫妻"的那些事儿

1. 我是"肝妻子"

《素问·灵兰秘典论》中说："肝者，将军之官，谋略出焉。"意思是说，肝，就像一个带兵打仗的大将军，脾气急，性格刚烈，平日里喜欢说一不二，做事情又很主动，是个热心肠。但是，你可别以为它是个大老粗，正相反，它很擅长谋略，出谋划策很在行。大家都知道"杨家将"里的穆桂英吗？我觉得肝的性格和穆桂英倒真的有些类似呢。

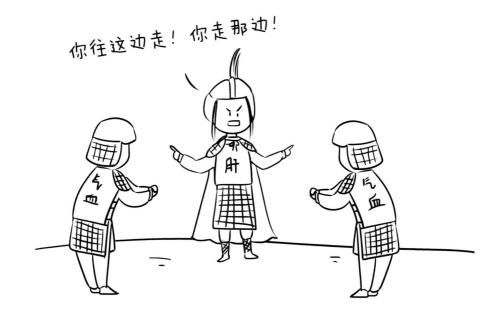

肝负责什么工作呢？**"肝主疏泄"**，就是肝负责气的疏导、开泄，保持全身气机的畅达。肝就像一个阀门，阀门一打开，气血就开始在全身运行了，气血运行畅通无阻了，人的心情就开朗了，心境就平和了。还有呢，**"肝主藏血"**，就是说，肝就像我们储藏血液的一个仓库，当我们处于运动状态时，血液就在全身各大经络运行；当我们处于安静状态时，血液就回归到仓库里。

2. 我是"胆丈夫"

《素问·灵兰秘典论》中说："胆者，中正之官，决断出焉。"意思是说，胆，性格刚正，做事果断，就像一个为人正直、坦坦荡荡的大清官，善于做决断。

胆是中空的，像个袋子一样的器官，里面盛着胆汁。胆是负责什么工作的呢？**"胆贮藏、排泄胆汁"**，就是说，胆就是肝的保管员，肝的精气生成了胆汁，然后交给胆负责保管，当"肝妻子"通知"胆丈夫"说，可以送点胆汁去帮帮小肠了，胆就会排出胆汁给小肠，去帮助小肠来消化食物。

"胆主决断"，他最大的特点是擅长做决定。比如说，"肝妻子"聪明绝顶，想出了好几条妙计，可是她呢，有点犹豫，不知道该怎么决断，这个时候，"胆丈夫"就会快速、果断地拍板、敲定。你看，这对"肝胆小夫妻"的配合是不是很默契呢？

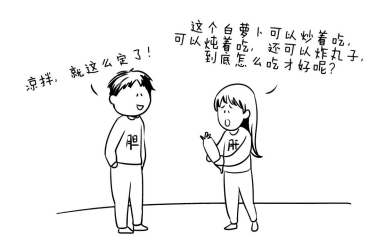

第二节　不生气的 瑜伽药方——"歪三角"

　　肝胆保养好了，你会发现自己的"驴脾气"越来越小了，"河东狮"也变成了温柔的小女人。肝胆需要重点保养的朋友们，我们给您推荐的瑜伽体式是**侧三角式**，建议大家在春天的6个节气中多多练习。（图5-1）

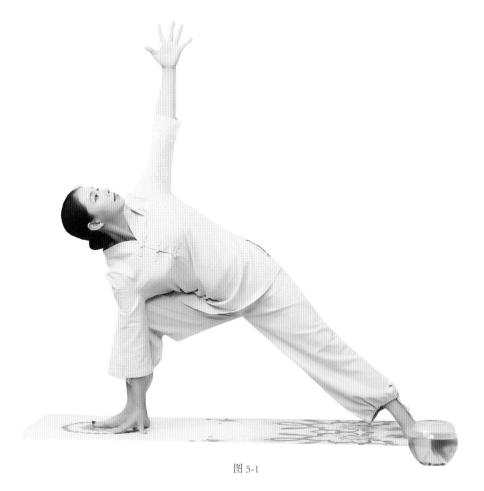

图 5-1

一、关于体式

在这个体式中，你的身体两侧可以得到充分的伸展，从一侧的脚趾一直伸展到另一侧的手指尖。在练习这个体式时，需要保持好身体的稳定性。

二、注意事项

1.如果您患有高血压或低血压，请不要练习这个体式。

2.如果女性月经量过多，也要避免练习这个体式。

3.如果您有颈部方面的不适，或腰腿部力量虚弱，请练习侧三角式的温和体式。

三、给身体带来的益处

1.通过体式练习，使人体肝经、胆经、脾经、心包经的气血得到疏通，可以有效缓解身体神经系统、呼吸系统和血液循环系统的不适，预防和疗愈眩晕、头痛、口苦、心慌气短、耳鸣、腹胀、腹泻、消化不良、胸肋痛、坐骨神经痛、失眠乏力等症状。

2.强健心肌，提高肺活量。

3.减少腰部、臀部的脂肪堆积。

四、经典体式精细讲解

步骤1：

双腿开立，大约一条腿的距离，右脚从大腿根部向右旋转90°，双手扶髋，使骨盆端正。（图5-2）

脚部：将身体重心均匀地分布在脚掌和脚跟。

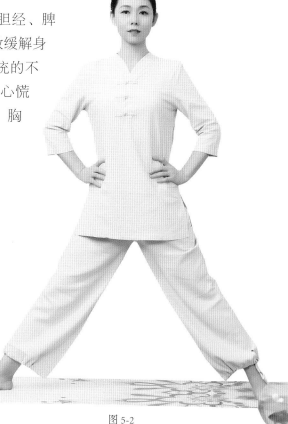

图 5-2

腿部：收紧大腿、小腿肌肉，髌骨向上提。

髋部：保持骨盆端正向前。

步骤2：（进入）

吸气，手臂掌心向前，两侧平展；呼气，屈右膝，同时身体向右向下，右手手掌放在右脚的内缘处，左手向上，指向天花板的方向，头从颈根部扭转，看向左手手指的方向。

（图5-3）

脚部：左脚外缘不断下压垫面，保持重心不偏移。

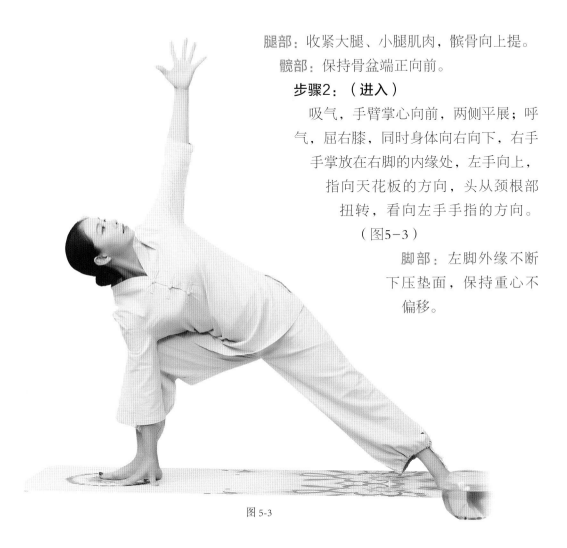

图 5-3

腿部：左侧膝盖向前，不要内扣，保持和脚尖方向一致；右侧膝盖不要超过脚踝，小腿垂直于垫面。

髋部：在每次呼气时，尝试展开右侧腹股沟向前，同时，将右膝缓缓向外打开。

背部：保持背部、臀部在一条直线上。

手臂：左手手臂不断向上，想象着有一股力量将你的左手不断向上提，尽可能让双臂贯穿成一条直线。

右手手掌轻触垫面，尽量不要把重心放在右手上。

呼吸：在这里保持3～5组呼吸。

步骤3：（还原）

吸气，左手向下；呼气，绷直右膝，同时，右手推地，带动身体直立；再次呼气时，双脚呈内外八字收回，还原到山立式。（图5-4）

接下来，进行一组反方向的体式练习，体式要点与上述3个步骤相同。（注意不要只做一侧）

五、温和体式精细讲解

提醒：如果您有颈部方面的不适，或腰腿部力量虚弱，可以练习侧三角式的温和体式。

需准备的物品：瑜伽方砖一块

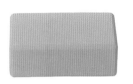

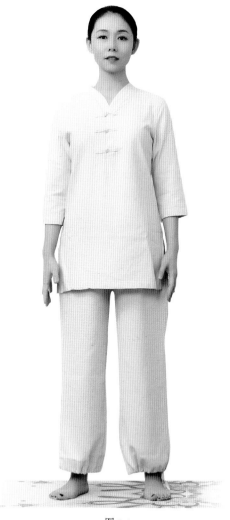

图 5-4

温和步骤1:

双腿开立，大约一条腿的距离，右脚从大腿根部向右旋转90°，双手扶髋，使骨盆端正，将一块方砖放在右脚前方5cm处，平行于右脚的内缘。（图5-5）

脚部：将身体重心均匀分布在脚掌和脚跟。

腿部：收紧大、小腿肌肉，髌骨向上提。

髋部：保持骨盆端正向前。

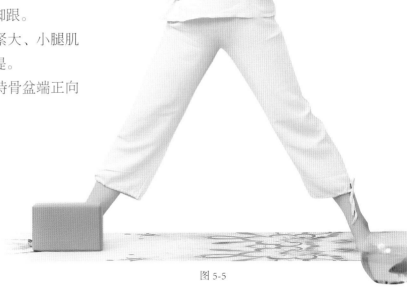

图 5-5

温和步骤2：（进入）

吸气，手臂掌心向前，两侧平展；呼气，身体慢慢向右向下，右手虎口压在右脚前侧的方砖上，左手向上，指向天花板的方向，同时，低头看向右脚脚跟处。（图5-6）

脚部：左脚外缘不断下压垫面，保持重心不偏移。

腿部：左侧膝盖向前，不要内扣，保持和脚尖方向一致向前。

髋部：在每次呼气时，尝试展开右侧腹股沟向前，右膝可以微屈，缓缓向外打开。

背部：保持背部、臀部在一条直线上。

手臂：左手手臂不断向上，想象着有一股力量将你的左手不断向上提，尽可能让双臂贯穿成一条直线。

右手虎口处轻按方砖，尽量不要把重心放在右手上。

呼吸：在这里保持3～5组呼吸。

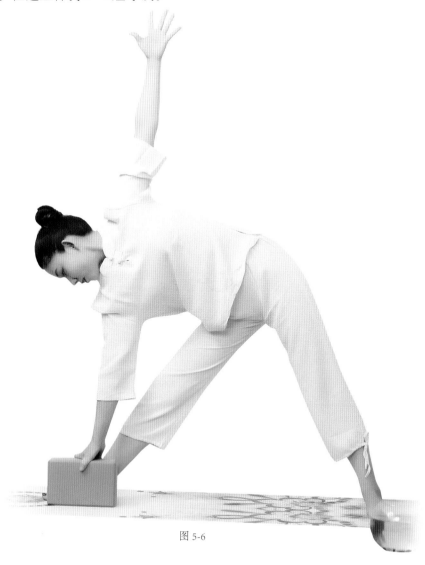

图 5-6

温和步骤3：（还原）

吸气，左手向下；呼气的同时，右手推方砖，带动身体直立；再次呼气时，双脚呈内外八字收回，还原到山立式。（图5-7）

接下来，进行一组反方向的体式练习，体式要点与上述3个步骤相同。（注意不要只做一侧）

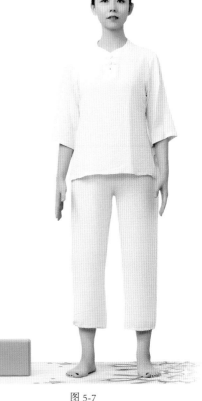

图 5-7

第三节　肝经、胆经的"地盘"

肝经和胆经除了表里关系之外，都各自掌管着自己的地盘，有着自己的起点、终点和循行路线。

1. 足厥阴肝经

《灵枢·经脉》中说道："肝足厥阴之脉，起于大趾丛毛之际，上循足跗上廉，去内踝一寸，上踝八寸，交出太阴之后，上腘内廉，循股阴，入毛中，环阴器，抵少腹，挟胃属肝络胆，上贯膈，布胁肋，循喉咙之后，上入颃颡，连目系，上出额，与督脉会于巅；其支者，从目系下颊里，环唇内；其支者，复从肝，别贯膈，上注肺。"

这里介绍的是肝经的循行路线。大致意思是这样的：肝的经脉叫足厥阴经，起于足大趾二节间丛毛的边侧，沿足背上缘行至内踝前1寸，再入踝上8寸，交出于足太阴经的后面，上走腘内缘，沿股内侧入阴毛中，左右交叉，环绕阴器，向上抵少腹，挟行胃的两旁，会属肝脏，联络与本经相表里的胆腑，向上穿过膈膜，散布于胁肋，再沿喉咙后面，绕到面部至喉咙的上孔，连目系，出额部，与督脉相会于巅顶的百会；它的支脉，从目系下走颊内，环绕唇内；又一支脉，从肝别出穿膈膜，注入肺中，与手太阴经相接。

2. 足少阳胆经

《灵枢·经脉》中说道："胆足少阳之脉，起于目锐眦，上抵头角，下耳后，循颈行手少阳之前，至肩上，却交出手少阳之后，入缺盆；其支者，从耳后入耳中，出走耳前，至目锐眦后；其支者，别锐眦，下大迎，合于手少阳，抵于顿，下加颊车，下颈合缺盆以下胸中，贯膈络肝属胆，循胁里，出气街，绕毛际，横入髀厌中；其直者，从缺盆下腋，循胸过季胁，下合髀厌中，以下循髀阳，出膝外廉，下外辅骨之前，直下抵绝骨之端，下出外踝之前，循足跗上，出小趾次趾之间；其支者，别跗上，入大指之间，循大指歧骨内出其端，还贯爪甲，出三毛。"

这里介绍的是胆经的循行路线，大致意思是这样的：胆的经脉叫足少阳经，起于眼外角外侧，上行至额角，折向下转至耳后沿颈走手少阳经前面，到肩上，又交叉到手少阳经的后面，入于缺盆；它的支脉，从耳后入耳内，复出走耳前至眼外角后方；又一支脉，从眼外角外侧，下走大迎，会合手少阳经至眼眶下方，再下走颊车，下行颈部与本经前入缺盆之脉相合，然后下行至胸中，穿过膈膜，与同胆互为表里的肝脏相联络，再会属于胆腑，由胆沿胁内下行，经气街，绕阴毛处，横入环跳；直行的脉，从缺盆下腋，沿胸部过季胁，向下与前一支脉会合于环跳，从此沿着大腿的外侧下行到达膝外缘，向下入外辅骨之前，再直向下方到外踝上方3寸处的骨凹陷处，下出外踝前，沿足背出足小趾与第四趾尖端；又一支脉，由足背走向足大趾，沿足大趾、次趾的骨缝，至大趾尖端，又返回穿入爪甲，出爪甲后二节间的三毛与足厥阴经相接。

第四节 疗愈中的"明星穴"

接下来，给大家介绍几个疗愈中常用的"明星穴位"，它们可都是身怀绝技、战功赫赫的大明星呢！（图5-8）

1. 肝经的明星穴

之一：大敦穴

1）在哪儿？——位于脚拇指甲根外缘。

2）怎么找？——脚拇指靠近第二脚趾那一侧，指甲根边缘约2mm处，就是大敦穴。

之二：太冲穴

1）在哪儿？——脚背上，第一、二趾跖骨连接点前面的凹陷中。

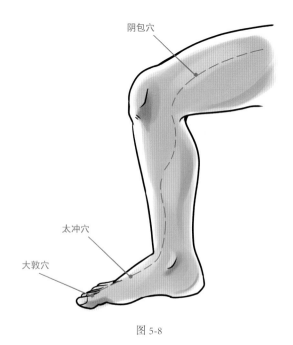

图 5-8

2）怎么找？——用手指沿脚拇指和次趾的夹缝向上（脚踝方向）推压，到能感觉到动脉的地方，就是太冲穴。

之三：阴包穴

1）在哪儿？——股骨内上髁上4寸。

2）怎么找？——双膝并拢，膝盖内侧接触点向大腿根部方向，五指并拢，量一个手掌的宽度，就是阴包穴。

2. 胆经的明星穴 （图 5-9 ）

之一：足临泣穴

1）在哪儿？——脚背的外侧，第四趾和小趾跖骨的夹缝中。

2）怎么找？——手指沿着脚的第四趾和小趾之间的夹缝向脚踝方向推压，直到推不动的夹角处，就是足临泣穴。

之二：悬钟穴

1）在哪儿？——脚踝外侧，外踝骨上3寸。

2）怎么找？——脚外踝尖正上方，量出四指并拢的宽度，就是悬钟穴。

之三：风市穴

1）在哪儿？——大腿外侧中线上，腘横纹上7寸。

2）怎么找？——直立，手自然下垂，手掌贴裤缝，中指指尖的位置，就是风市穴。

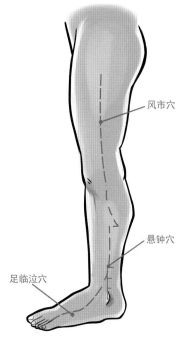

图 5-9

3. 阿是穴

阿是穴还有个名字叫压痛点。关于它还有个小故事呢，古时候有个医生给病人看病，找了几个地方都不是病灶，就在附近按摩，突然按到一个地方，病人疼得大叫："啊……是这儿！"于是，大家就管这种压痛点叫"阿是穴"啦！

4. 疏通的手法

点按穴位，可是有讲究的呢，我们来以肝经为例，告诉大家具体的做法。先选择一个舒适的姿势坐在垫子上，左腿放松伸展，右手握拳，用你的掌指关节（手背的凸起关节）从上到下轻轻敲击左腿上该经络的走线，循环敲3～5遍后，就会出现明显的痛点。这些痛点一般就是我们"明星穴""阿是穴"的位置。有的是微微的痛，有的会痛不可摸，这时候不要担心，随着我们的疏通，痛感都会慢慢消失。然后，我们用手指或按摩棒在痛点的位置上轻轻点按30～60下，力度大小以身体能承受为好。（接下来，我们来疏通另一侧）

瑜伽

YOGA

之气

第六章

盛夏，教你如何花式虐"心"

今天来介绍另一对"小夫妻"——心和小肠。如果有的朋友平日里心脏、肠胃就是比较虚弱的，建议可以在夏季的6个节气里，经常练习我们推荐的瑜伽体式，疏通容易堵塞的"明星穴位"。

第一节　心和小肠的"小日子"

1. 我是"心妻子"

《素问·灵兰秘典论》中说："**心者，君主之官也，神明出焉。**"意思是说，心，是统管五脏六腑的皇帝，所有大小脏腑的运行，都得听它的。

"**心主血脉**"，我们说，心是管理五脏六腑的皇帝，它的职责是管理全身血液的运行。心就像我们身体里的小太阳，用温暖的阳光照耀着全身的脏腑、经络的运行，不断推动全身的血液和营养输送到各个脏腑。同时，我们平常吃进去的营养物质，在经过消化吸收后，需要经过"心"这个小太阳的帮助，才能变成血液，继续为五脏六腑提供营养支持。

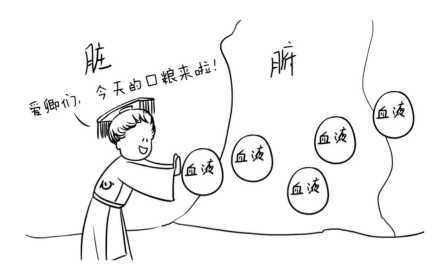

"心主神明"，它主导着我们身体里的"神明"，神明就像我们心里的一个小神仙，您平常脑子里想点什么，心里想要什么，您的喜怒哀乐，您的幸福感、悲催感，其实都是它的感觉。那么有人会问，那些都是它的感觉，我哪去了？其实呢，它可以理解为您的"灵魂"所在，是您的精神世界，是您的一部分。如果没有它，您可能就只代表一个外壳，没有思想，心里、脑子里空空如也。所以，人们会经常用一些带"神"的词来形容人身体里的"小神仙"的种种状态，比如说，用"失神落魄"来形容它工作状态非常不好，用"貌合神离"形容它压根没在工作岗位上，用"神气活现"形容它这时候工作热情极度高涨。这个"小神仙"呢，平时就住在"心"这个宫殿里，它也有自己的工作规律。白天呢，您睡醒了觉就开始一天的活动，它也到办公室去上班，这个办公室就是我们的"大脑"；等您忙完了一天，准备睡觉了，它也回到了皇宫里，准备入寝。心的外形像一个倒挂着的莲子，虽然看上去只有拳头那么小，它却是我们"神明"温暖的家呀。

2. 我是"小肠丈夫"

《素问·灵兰秘典论》中说："小肠者，受盛之官，化物出焉。"意思是说，小肠，就像一个容器，可以将胃里传输出来的细碎的食物进行进一步的消化吸收。

"主受盛化物"，我们吃进嘴里的食物，通过消化道进入了胃，在胃里进行一番研磨吸收后，接下来传到小肠里，在小肠里会待一段时间，小肠会对食物进一步消化，有营养的部分自己吸收，剩余的部分再传到大肠。

"主泌别清浊"，说的是小肠对食物进一步消化后，会把它分成食物精华和糟粕两个部分。精华的有营养的部分，"小肠丈夫"自己吸收后，将营养物质向上传输给"心妻子"，由"心妻子"来输送给全身。另一部分，它认为没什么营养的残渣和水分，就传送到大肠和膀胱，最后排出体外，就是我们常说的"粪便"和"尿"。

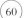

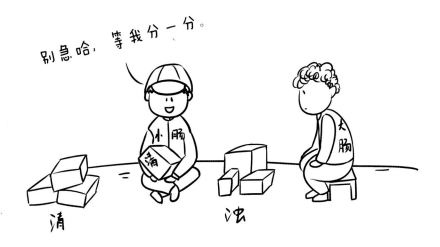

第二节　心情舒畅的瑜伽妙招——"新月跪"

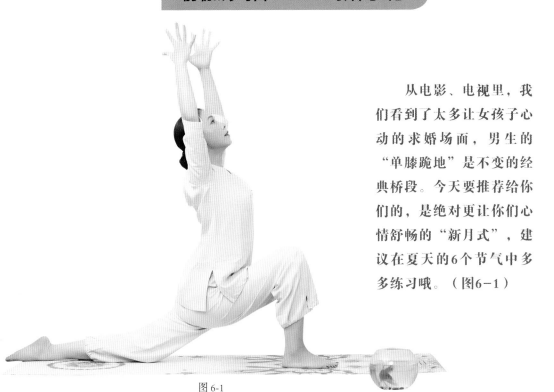

从电影、电视里，我们看到了太多让女孩子心动的求婚场面，男生的"单膝跪地"是不变的经典桥段。今天要推荐给你们的，是绝对更让你们心情舒畅的"新月式"，建议在夏天的6个节气中多多练习哦。（图6-1）

图 6-1

一、关于体式

在练习这个体式时，您的双腿和身体的前侧都会得到深度的拉伸，双臂在向上延展的同时，您会充分感受到胸腔的不断上提和打开。在肢体的动作中，渐渐感知身体每个部位的变化。

二、注意事项

如果您有腰部或膝关节方面的不适，或者手臂力量虚弱，可以练习新月式的温和体式。

三、给身体带来的益处

1.通过体式练习，使心经、小肠经、脾经、胃经得到快速的疏通，可有效缓解消化系统、神经系统和生殖系统的不适，有效缓解和疗愈心悸、胸闷、胃痛、腹胀、偏头痛、牙痛、腰腿痛、月经不调、痛经等症状。

2.增强腿部、髋部、手臂肌肉的力量，提升平衡感。

3.伸展脊椎，减缓肩颈、腰背疲劳。

4.减少臀部、大腿的脂肪堆积，塑造健美线条。

四、经典体式精细讲解

步骤1：（准备）

站立在垫子上，双脚分开，与髋同宽。（图6-2）

脚部：双脚脚掌、脚跟压实垫面。

腿部：收紧大、小腿肌肉，髌骨向上提。

腹部：收腹，不要塌腰，略卷尾骨向下。

肩部：双肩不断外展，充分打开胸腔。

手臂：五指大大张开，放在身体的两侧。

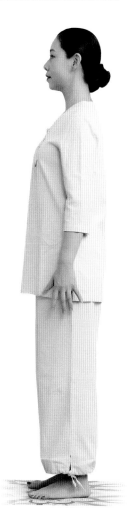

图6-2

步骤2：（进入1）

吸气，抬双手沿耳侧向上延展；呼气，身体慢慢向前向下，双手手掌接触垫面。（图6-3）

腿部：膝盖可以略屈，注意不要内扣，膝盖和脚尖方向始终向前。

腹部：轻轻贴在大腿的前侧。

手部：双手放在双肩的正下方，虎口处压实垫面。

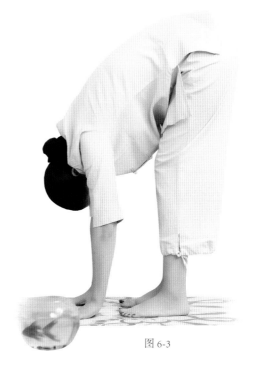

图 6-3

步骤3：（进入2）

再次呼气时，将左腿向后撤一大步，小腿、脚背下压垫面，右侧小腿垂直于垫面，然后，慢慢将身体的重心转移到双腿上；吸气，抬双手向前向上，带动上半身慢慢直立；每次呼气时，尝试将胸腔不断上提，双手不断向后向下。(图6-4)

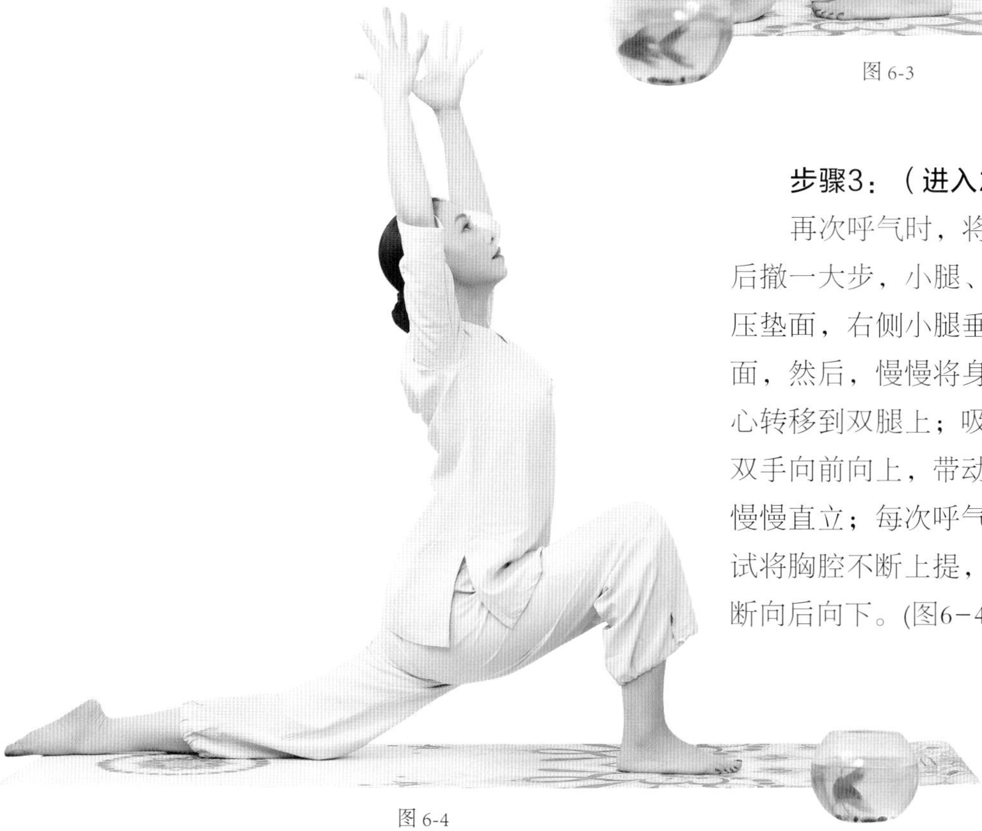

图 6-4

脚部：右脚内缘不断下压垫面，左脚的脚背继续下压垫面。

腿部：右侧膝盖不要超过脚踝，左侧小腿继续下压垫面；左侧大腿肌肉不断内旋，保持骨盆端正向前。

髋部：慢慢将身体重心转移到髋部，充分感受右侧髋部和大腿前侧的拉伸。

腹部：腹部收紧，不要塌腰。

胸部：每次呼气时，继续将胸腔向上提。

手臂：双手臂保持在耳朵的两侧，每次呼气时，尝试继续向后向下（注意不要挤压到您的腰椎），在您感觉可以承受的位置保持停留。

呼吸：保持5~8组呼吸。

步骤4：（还原）

吸气，向上延展；呼气，双手慢慢向前向下，双手扶地；吸气，左脚脚掌蹬地；呼气，收腹，弯曲左膝，将左脚向前迈一大步，落在右脚旁边；再次呼气时，放下双手，恢复山立式站姿。(图6-5)

五、温和体式精细讲解

提醒：如果您有腰部或膝关节方面的不适，或手臂力量虚弱，可以练习新月式的温和体式。

需准备的物品：薄毯子
　　　　　　　瑜伽方砖

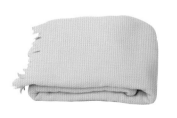
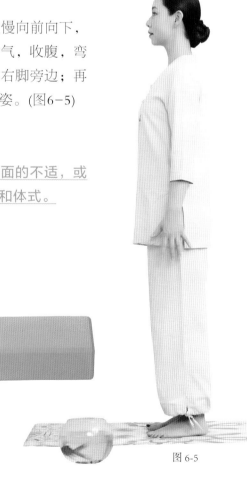

图6-5

温和步骤1：（准备）

站立在垫子上，双脚分开，与髋同宽（将一块方砖放在垫子的前端，一条薄毯子放在身体的左侧）。（图6-6）

脚部：双脚脚掌、脚跟压实垫面。

腿部：收紧大、小腿肌肉，髌骨向上提。

腹部：收腹，不要塌腰，略卷尾骨向下。

肩部：双肩不断外展，充分打开胸腔。

手臂：双手自然下垂，放在身体的两侧。

温和步骤2：（进入1）

吸气，抬双手沿耳侧向上延展；呼气，身体慢慢向前向下，双手手掌接触垫面。（图6-7）

腿部：膝盖可以略屈，注意不要内扣，膝盖和脚尖方向始终向前。

腹部：轻轻贴在大腿的前侧。

手部：双手放在双肩的正下方，虎口处压实垫面。

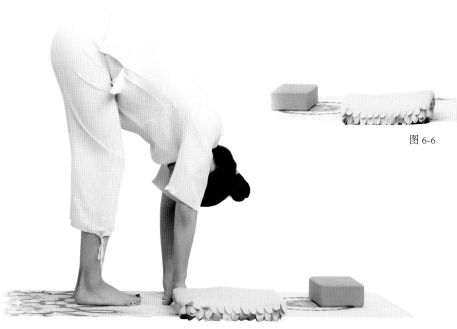

图 6-6

图 6-7

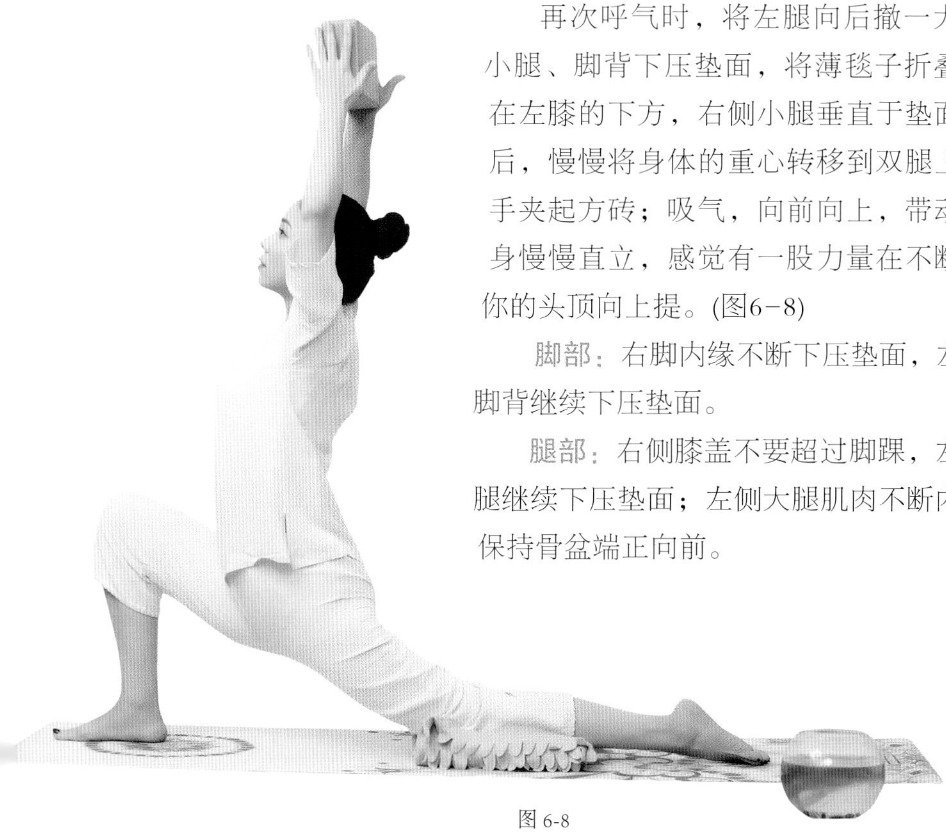

温和步骤3：（进入2）

再次呼气时，将左腿向后撤一大步，小腿、脚背下压垫面，将薄毯子折叠后放在左膝的下方，右侧小腿垂直于垫面，然后，慢慢将身体的重心转移到双腿上，双手夹起方砖；吸气，向前向上，带动上半身慢慢直立，感觉有一股力量在不断地将你的头顶向上提。(图6-8)

脚部：右脚内缘不断下压垫面，左脚的脚背继续下压垫面。

腿部：右侧膝盖不要超过脚踝，左侧小腿继续下压垫面；左侧大腿肌肉不断内旋，保持骨盆端正向前。

图 6-8

髋部：慢慢将身体重心转移到髋部，充分感受左侧髋部和大腿前侧的拉伸。

腹部：腹部收紧，不要塌腰。

胸部：每次呼气时，继续将胸腔向上提。

肩臂部：双手臂保持在耳朵的两侧，每次呼气时，双肩不断向后展，充分打开胸腔。

手部：双手掌心夹紧方砖，感受身体内能量的流动。

呼吸：保持3～5组呼吸。

温和步骤4：（还原）

　　吸气，向上延展；呼气，双手慢慢向前向下，放下方砖，双手扶地；吸气，左脚脚掌蹬地；呼气，收腹，弯曲左膝，将左脚向前迈一大步，落在右脚旁边；再次呼气时，放下双手，恢复山立式站姿。(图6-9)

　　接下来，进行一组反方向的体式练习，体式要点与上述4个步骤相同。

（注意不要只做一边）

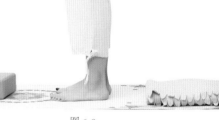

图 6-9

第三节　心经、小肠经的"地盘"

　　心经和小肠经除了表里关系之外，都各自掌管着自己的地盘，有着自己的起点、终点和循行路线。

　　1. 手少阴心经

　　《灵枢·经脉》中说："心手少阴之脉，起于心中，出属心系，下膈络小肠；其支者，从心系上挟咽，系目系；其直者，复从心系却上肺，出腋下，下循臑内廉，行太阴心主之后，下肘内，循臂内后廉，抵掌后锐骨之端，入掌内廉，循小指之内出其端。"

这里讲的是心经的循行路线。大致意思是这样的：心的经脉叫手少阴经，起于心中，出属于心脏与其他脏器相联系的脉络，下过膈膜，联络小肠；它的支脉，从心与其他脏器联系的脉络上挟咽喉，而与眼球内连于脑的脉络相联系；直行的脉，从心与其他脏器相联系的脉络上行至肺，横出腋下，沿上臂内侧后缘，行手太阴经和手厥阴经的后面，下肘内，沿臂内后侧，到掌内小指侧高骨尖端，入手掌内侧，沿小指内侧至尖端，与手太阳经相接。

2. 手太阳小肠经

《灵枢·经脉》中说："小肠手太阳之脉，起于小指之端，循手外侧上腕，出踝中，直上循臂骨下廉，出肘内侧两骨之间，上循臑外后廉，出肩解，绕肩胛，交肩上，入缺盆络心，循咽下膈，抵胃属小肠；其支者，从缺盆循颈上颊，至目锐眦，却入耳中；其支者，别颊上䪼抵鼻，至目内眦，斜络于颧。"

这里讲的是小肠经的循行路线。大致意思是这样的：小肠的经脉叫手太阳经，起于小指外侧的尖端，沿手外侧至腕，过腕后小指侧高骨，直向上沿前臂后骨的下缘，出肘后内侧两骨中间，再向上沿臑外后侧，出肩后骨缝，绕行肩胛，相交于两肩之上，入缺盆，联络心，沿咽喉下行膈膜至胃，再向下会属于本腑小肠；它的支脉，从缺盆沿颈上颊，至眼外角，转入耳内；又一支脉，从颊部别出走入眼眶下而至鼻部，再至眼内角，与足太阳经相接。

第四节 疗愈中的"明星穴"

接下来给大家介绍几个疗愈中常用的"明星穴位"，作为重点调理的对象哦。

1. 心经的"明星穴位"（图6-10）

之一：少冲穴

1）在哪儿？——小指桡侧，指甲旁约0.1寸处。

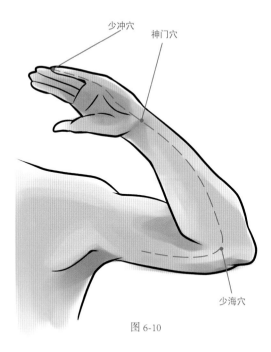

图 6-10

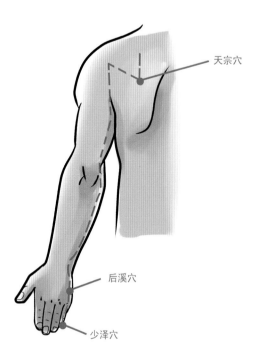

图 6-11

2）怎么找？——手平伸，手心向下，小指靠近无名指一侧，指甲根下缘约0.1寸处，就是少冲穴。

之二：神门穴

1）在哪儿？——手腕关节的手掌一侧，尺侧腕屈肌肌腱的桡侧凹陷处。

2）怎么找？——伸手，手心向上，腕横纹下约0.5寸（1/2拇指宽度），无名指与小指指缝的延长线上，就是神门穴。

之三：少海穴

1）在哪儿？——肘横纹内侧端与肱骨内上髁连线中点的凹陷处。

2）怎么找？——手肘弯曲，大臂小臂成90°，找到肘横纹的内端，与肘尖作一条连线，连线的中点有个凹陷，就是少海穴。

2. 小肠经的"明星穴位"（图6-11）

之一：少泽穴

1）在哪儿？——小指末节尺侧，距指甲根角0.1寸。

2）怎么找？——小指的外侧，指甲根边缘处0.1寸的地方，就是少泽穴。

之二：后溪穴

1）在哪儿？——手内侧，第五掌指关节尺侧近端赤白肉际凹陷处。

2）怎么找？——轻握拳，手掌感情线的尾端，在小指下侧边有一个像火山口的小凸起，就是后溪穴。

之三：天宗穴

1）在哪儿？——肩胛冈中点与肩胛骨下角连线上1/3与下2/3交点凹陷中。

2）怎么找？——请人帮忙，找到肩胛冈，冈下窝的中央位置，就是天宗穴。

3. 阿是穴

就是按摩时出现的压痛点。

4. 疏通的手法

我们以心经为例，先选择一个舒适的姿势坐在垫子上，左手手心向上，手臂放松伸展，右手握拳，用你的掌指关节（手背的凸起关节）从上到下轻轻敲击左手臂上该经络的走线，循环敲3~5遍后，就会出现明显的痛点。这些痛点一般是"明星穴""阿是穴"的位置，有的是微微的痛，有的会痛不可摸，这时候不要担心，随着我们的疏通，痛感都会慢慢消失的。然后，我们用手指或按摩棒在痛点的位置上轻轻点按30~60下，力度大小以身体能承受为好。（接下来，我们来疏通另一侧）

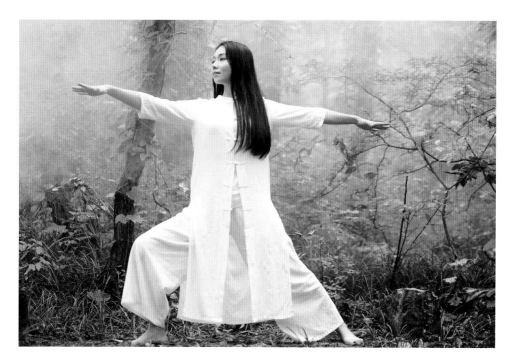

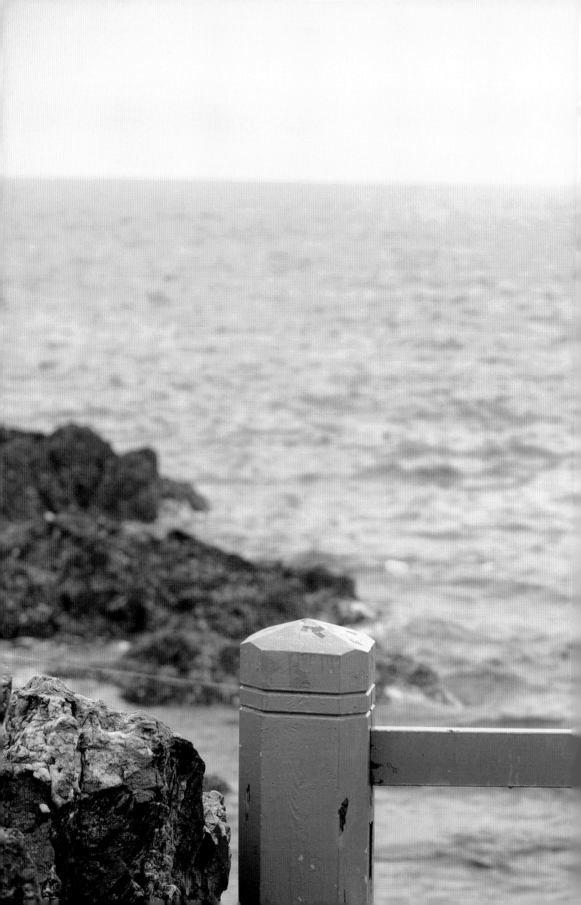

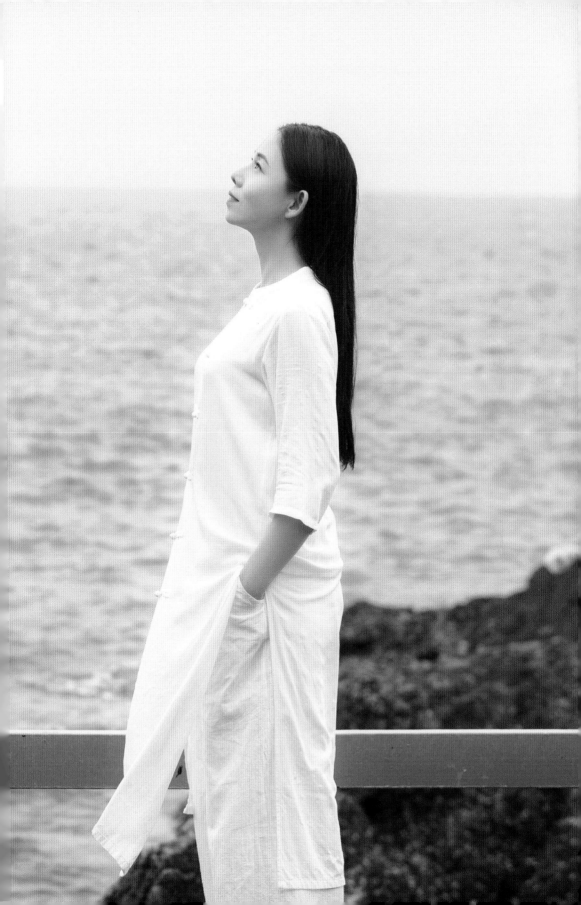

瑜伽
之气
YOGA

第七章

秋风凉，"肺"气扬

今天出场的是另一对"小夫妻"——肺和大肠。如果有的朋友平日里肺脏、大肠就是比较虚弱的，建议在秋季的6个节气里，经常练习我们推荐的瑜伽体式，并疏通容易堵塞的"明星穴位"。

第一节 肺和大肠的"相识相知"

1. 我是"肺妻子"

《素问·灵兰秘典论》中说："肺者，相傅之官，治节出焉。"意思是说，肺，就像皇帝身边的宰相，忠心耿耿地辅佐着皇帝治理国家，调控管理着大大小小的事情。肺有两片，左右各一片，它们长得很像古时候皇帝出巡时，在皇帝头顶撑起的那个华丽的伞盖。肺是"心皇帝"身边的宰相，这个宰相呢，身体比较弱，平日里怕热也怕冷，所以就需要更周到的照顾了。

"肺主气，司呼吸"，我们都知道，急救病房里的病人都是要戴呼吸机的，人如果不能呼吸，生命就停止了，"肺宰相"的职责就是管理我们的呼吸，我们全身的气都由它来统领和调节。你一吸气，新鲜的空气进来了；你再一呼气，身体里的浊气就排出去了。它能正常工作的话，人身体里的气就该升的升，该降的降，该往哪儿走就往哪儿走，如果肺出了毛病，就像乐队的指挥出了岔子，那下面的大提琴、小提琴、架子鼓还不统统乱了阵脚？

"肺主通调水道"，简单地理解，就是说肺管理着身体里所有的水液的运行和排泄，比如说，肺可以把水液向皮肤表面分布并排出去，就是汗液；也可以向身体内部分布，并输送到肾，然后生成尿液。总之，身体里水液的代谢如果出了问题，当然和这个主管"水道"的"肺宰相"脱不了干系。

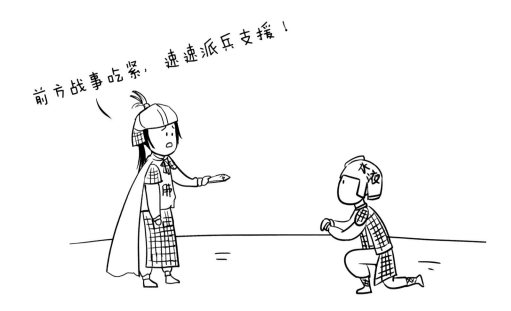

　　"肺朝百脉"，意思是说，全身的血液，都要通过循环汇集到肺，然后经过肺的呼吸进行气体交换，把静脉血里带回来的"垃圾""毒素"通过"呼出浊气"排出体外，然后汲取由"吸入清气"带来的新鲜的养料，成为满载着营养和动力的"动脉血"，进入新一轮的循环，把营养源源不断地输送给五脏六腑。你看，肺像不像一个全身血液的"加油站"呢？

　　2. 我是"大肠丈夫"

　　《素问·灵兰秘典论》中说："大肠者，传道之官，变化出焉。"意思是说，大肠负责将小肠输送来的食物残渣继续传导下去，最后变成粪便排出体外。

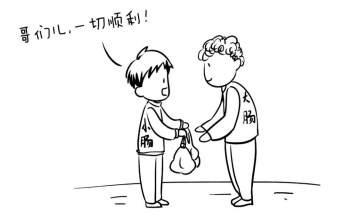

　　"主传导糟粕"，大肠就像一条垃圾排

放管道，接收从小肠运送过来的垃圾，通过自己这个管道最后排出去。这个管道如果不畅通了，或者管道本身出了问题，就会影响到整个排放系统的运行。你想，垃圾本身都含有大量的毒素，堵在管道的最下端出不去，那这些毒素什么的还不在里面搞得乌烟瘴气呀！看来，对于大肠来说，最要紧的是保持这个通道的顺畅。

我们知道，传导需要动力，"肺妻子"就是管理全身的动力的，那么，在"大肠丈夫"工作的时候，"肺妻子"就可以帮上不少忙了。

"大肠主津"，这里面的"津"是指身体里比较稀、容易流动的水液，它们主要起滋润的作用。大肠是食物消化、传导、排泄的最后一个环节，食物残渣来到大肠时，还含有很少的营养和一些水液，大肠会吸收这些水液和营养，将剩下的糟粕变成粪便，最后排出体外。

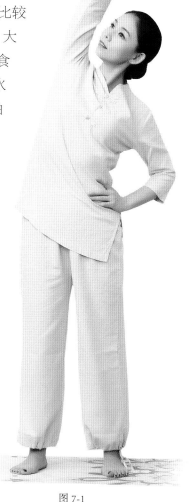

第二节 呼吸道的瑜伽保护伞——"风吹树"

被肃杀之气笼罩的秋天，学着做一棵树，在风中摇曳，却把根扎进深深的泥土。我们向大家推荐的瑜伽体式是风吹树式（建议在秋天的6个节气中重点练习）。（图7-1）

一、关于体式

在这个体式中，我们的形态像被风吹过的树，枝叶随风摇摆，树干和树根却巍然伫立。

图7-1

通过手臂的充分伸展，缓慢拉伸身体左侧/右侧的腰部，增强了整个脊柱的弹性，同时充分地打开胸腔，有效地疏通了肺经、大肠经上容易堵塞的穴位，引导气血在经脉中畅通循行。

二、注意事项

如果您有颈部或背部的不适，可以练习风吹树式的"温和体式"。

三、给身体带来的益处

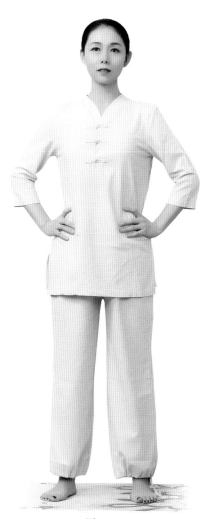

1.通过体式练习，使人体肺经、大肠经的气血得到疏通，可以有效缓解身体呼吸系统、消化系统的不适，预防和疗愈感冒、咳嗽、咽喉肿痛、肩背疼、便秘、腹泻、下牙痛、胃肠感冒等症状。

2.通过伸展脊柱，可以改善脊柱侧弯的情况，矫正不良站姿。

3.强健腿部、髋部肌肉力量。

4.塑造紧致的手臂线条。

四、经典体式精细讲解

步骤1：（准备）

山立式站于垫子的前端，双脚自然分开，与髋同宽，双手扶髋。（图7-2）

脚部：双脚脚尖向前，将身体的重心均匀分布在脚掌和脚跟。尝试让你的大、小脚趾压实垫面。

腿部：收紧大、小腿肌肉，髌骨上提。

腹部：腹部收紧，略卷尾骨向下。

腰部：挺直腰背。

图7-2

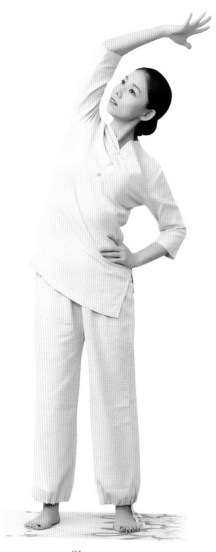

图 7-3

肩部：双肩不断外展，向后向下。

手部：双手扶髋，保持骨盆端正向前。

头部：目视前方，颈椎、头顶向上延展。

步骤2：（进入）

吸气，抬右手臂沿耳侧向上延展；呼气，将身体慢慢向左向下，同时，头从颈根部扭转，看向右侧天花板的方向。（图7-3）

脚部：将身体重心均匀分布在双脚上，右脚外缘不断压实垫面。

腰部：保持腰部和背部、臀部在一个平面上，不要前弯。

肩部：左肩自然下沉，不要耸肩。

手部：左手扶髋，右手手臂尽量在耳朵的侧后方，自然伸展，不要贴在头上。

头部：从颈根部扭转，看向右侧天花板的方向。

呼吸：保持3～5组均匀自然的呼吸。

步骤3：（还原）

吸气，将身体回正；呼气，放下双手。
（图7-4）

接下来，进行一组反方向的体式练习，体式要点与上述3个步骤相同。（注意不要只做一边）

五、温和体式精细讲解

如果您有颈部或背部的不适，可以练习风吹树式的温和体式。

需准备物品：瑜伽方砖一块

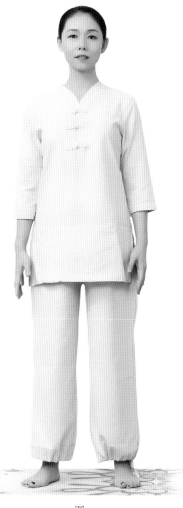

图 7-4

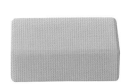

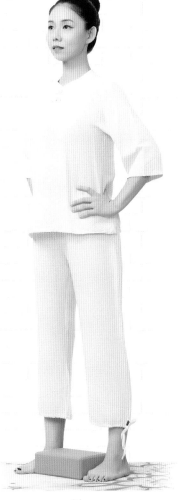

图 7-5

温和步骤1：（准备）

背靠墙站立，双手扶髋。（图7-5）

脚部：双脚内缘夹紧一块方砖，将身体的重心均匀分布在脚掌和脚跟。尝试将你的脚趾抬离垫面。

腿部：收紧大、小腿肌肉，髌骨上提。

腹部：腹部收紧，略卷尾骨向下。

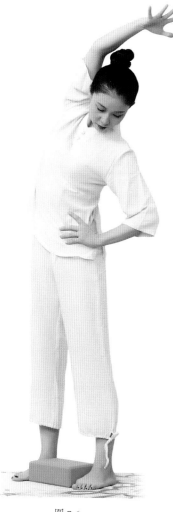

图 7-6

背部：背部尽量贴在墙壁上。

肩部：双肩不断外展，轻触身后的墙壁。

手部：双手扶髋，保持骨盆端正冲前。

头部：目视前方，颈椎、头顶向上延展。

温和步骤2：（进入）

吸气，抬右手臂沿耳侧向上延展；呼气，将身体慢慢向左向下，同时，低头看向左脚脚尖的方向。（图7-6）

脚部：将身体重心均匀分布在双脚上，右脚外缘不断压实垫面。

背部：保持背部、臀部贴在身后的墙壁上。

肩部：左肩自然下沉，不要耸肩。

手部：左手扶髋，右手手臂尽量伸向耳朵的侧后方，自然伸展，不要贴在头上。

头部：低头，看向左脚脚尖的方向。

呼吸：保持3～5组均匀自然的呼吸。

温和步骤3：（还原）

吸气，将身体回正；呼气，放下双手。（图7-7）

<u>接下来，进行一组反方向的体式练习，体式要点与上述3个步骤相同。（注意不要只做一边）</u>

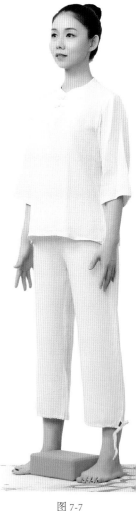

图 7-7

第三节 肺经、大肠经的"地盘"

肺经和大肠经除了表里关系之外，都各自掌管着自己的地盘，有着自己的起点、终点和循行路线。

1. 手太阴肺经

《灵枢·经脉》中说："肺手太阴之脉，起于中焦，下络大肠，还循胃口，上膈属肺，从肺系横出腋下，下循臑内，行少阴心主之前，下肘中，循臂内上骨下廉，入寸口，上鱼，循鱼际，出大指之端；其支者，从腕后直出次指内廉，出其端。"

这里讲的是肺经的循行路线。大致意思是这样的：肺的经脉叫手太阴经，从中焦起始向下联络大肠，回绕胃口，上贯膈膜，入属肺脏，再从肺系横行出走腋下，沿上臂内侧而下，行于手少阴经和手厥阴经的前面，直下至肘中，然后沿着前臂内侧上骨的下缘，入寸口动脉处，前行至鱼部，沿手鱼边侧，出拇指尖端；它的支脉，从手腕后直走食指尖端内侧，与手阳明大肠经相接。

2. 手阳明大肠经

《灵枢·经脉》中说："大肠手阳明之脉，起于大指次指之端，循指上廉，出合谷两骨之间，上入两筋之中，循臂上廉，入肘外廉，上臑外前廉，上肩，出髃骨之前廉，上出于柱骨之会上，下入缺盆络肺，下膈属大肠；其支者，从缺盆上颈贯颊，入下齿中，还出挟口，交人中，左之右，右之左，上挟鼻孔。"

这里讲的是大肠经的循行路线。大致意思是这样的：大肠的经脉叫手阳明经，起始于食指尖端，沿食指拇指侧的上缘，通过拇指、食指歧骨间的合谷穴，上入腕上两筋凹陷处，沿前臂上方至肘外侧，再沿上臂外侧前缘，上行至肩，出肩峰前缘，上出于背，与诸阳经会合于大椎穴上，再向前入缺盆联络肺，下膈又联络大肠；它的支脉，从缺盆上走颈部，通过颊部入下齿龈，回转过来绕至上唇，左右两脉交会于人中，自此左脉走右，右脉走左，上行挟于鼻孔两侧，与足阳明胃经相接。

第四节 疗愈中的"明星穴"

接下来给大家介绍几个疗愈常用的"明星穴位"，作为重点调理的对象哦。

1. 肺经的"明星穴位"（图7-8）

之一：少商穴

1）在哪儿？——手拇指末节的桡侧，距离指甲角约0.1寸处。

2）怎么找？——手掌拇指一侧，距离拇指甲根边缘0.1寸，就是少商穴。

之二：鱼际穴

1）在哪儿？——第一掌骨中点桡侧，赤白肉际处。

2）怎么找？——掌心向上，手掌拇指一侧，从拇指根部凸出点到腕横纹作一条连线，中点处，就是鱼际穴。

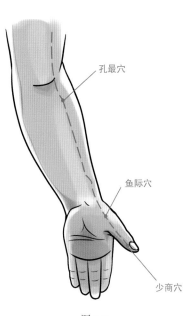

孔最穴

鱼际穴

少商穴

图 7-8

之三：孔最穴

1）在哪儿？——腕掌侧远端横纹上7寸，尺泽穴与太渊穴连线上。

2）怎么找？——腕横纹的拇指一侧，与肘横纹的外侧端作一条连线，先找到中点，然后向肘横纹方向平移1寸（一个拇指的宽度），就是孔最穴。

2. 大肠经的"明星穴位"（图7-9）

之一：商阳穴

1）在哪儿？——食指末节桡侧，距甲根角0.1寸。

2）怎么找？——食指靠近拇指的一侧，距指甲根边缘0.1寸的地方，就是商阳穴。

之二：合谷穴

1）在哪儿？——手背，第二掌骨桡侧的中点处。

2）怎么找？——左手心向下，张开虎口处，将右手的拇指（靠指尖方向）的横纹贴在左手虎口处，然后右手拇指指尖压向虎口，压下的凹陷处，就是合谷穴。

之三：手三里穴

1）在哪儿？——肘横纹下2寸，阳溪穴与曲池穴连线上。

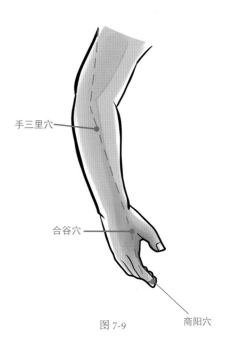

手三里穴

合谷穴

图 7-9

商阳穴

2）怎么找？——掌心向内，小指接触桌面，将手掌立在桌上，在腕横纹上端和肘横纹上端作一条连线，从肘横纹向手腕方向，量出3个手指的宽度，就是手三里穴。

3. 阿是穴

就是按摩时发现的痛点。

4. 疏通的手法

我们以肺经为例，先选择一个舒适的姿势坐在垫子上，左手手心向上，手臂放松伸展，右手握拳，用你的掌指关节（手背的凸起关节）从上到下轻轻敲击左手臂上该经络的走线，循环敲3～5遍后，就会出现明显的痛点。这些痛点一般是"明星穴""阿是穴"的位置，有的是微微的痛，有的会痛不可摸，这时候不要担心，随着我们的疏通，痛感都会慢慢消失的。然后，我们用手指或按摩棒在痛点的位置上轻轻点按30～60下，力度大小以身体能承受为好。（接下来，我们来疏通另一侧）

瑜伽
YOGA
之气

第八章

寒冬腊月，
藏好你的"肾"

今天要和大家见面的是另一对"小夫妻"——肾和膀胱。如果有的朋友平日里肾功能、膀胱功能比较虚弱的，建议在冬季的6个节气里，经常练习我们推荐的瑜伽体式，并疏通容易堵塞的"明星穴"。

第一节　肾和膀胱的"幸福时光"

1. 我是"肾妻子"

《素问·灵兰秘典论》中说："**肾者，作强之官，伎巧出焉。**"意思是说，肾蕴含着强大的能量，可以让我们保持充沛的精力和强壮矫健的身体，它就像皇宫里的"三朝元老"，深得前朝老皇帝的信任，不仅手握重兵，而且拥有过人的智慧和管理技巧，连君临天下的皇帝都要敬它三分。我们前面提到过，心就是身体里的"皇帝"，这个忠心耿耿的"肾元老"，平日里尽心尽力地护佑着"心皇帝"管理朝政，当"心皇帝"有不当的想法时，又可以及时地约束、劝阻它；当"心皇帝"需要帮助时，又会及时地提供各种支持。这样一来，"心皇帝"在这个强大、智慧又忠心的"肾元老"的护佑、辅佐下，管理大大小小的"国事"，就更加游刃有余了。

"肾藏精"，我们每个人都有两个肾脏，左右各一个，位于后腰处。

当刚刚出生时，父母就给了我们一笔财富，我们管它叫"先天的精气"，就储存在"肾"里，有的人多一点，有的人少一点，随着我们的日常消耗，它会越来越少。

当我们开始长大，通过吸入新鲜的空气，吃进各种有营养的食物，它们也会转化成一笔财富，我们管它叫"后天的精气"。这个呢，也储存在"肾"里。这样的话，每个人都拥有着一个财富账户，就是肾。我们生命里最精华的、最宝贵的、最有力量的东西，就储存在肾里。

打个比方来说，肾呢，有点像其他脏腑的"妈妈"，家里的钱都是她一手管理，都存在她的卡上。当"肝宝宝"生病了，"肾妈妈"就会从卡里取出一笔钱，给它看病、治疗、养身体。如果这时候，另一个"胃宝宝"也生病了，"肾妈妈"就会再取出一笔钱来给"胃宝宝"。所以，孩子们一生病，"妈妈的钱"，也就是我们肾里储藏的"精气"就会发生消耗。这样大家就明白了，身体里任何脏腑出了问题，时间久了，都会伤及肾。当然了，如果各个脏腑都很健康，不仅很少到"肾妈妈"这里来要钱花，而且自己赚了钱还给妈妈孝敬一点，这样，"肾妈妈"账户里的"钱"，也就是我们身体里储藏的精气，就会保持一个比较充沛的状态，那么，我们的每一天当然就会活得精力充沛啦！

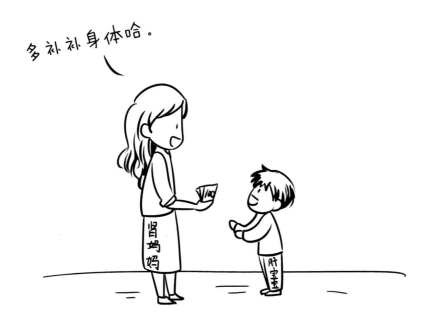

2. 我是"膀胱丈夫"

《素问·灵兰秘典论》中说："膀胱者，州都之官，津液藏焉，气化则能出矣。"意思是说，膀胱的功能主要是存尿和排尿的。当我们身体里的水液经过新陈代谢后，产生的含有垃圾、废物的水液，就暂时存在膀胱里。我们说了，肾和膀胱是夫妻关系，当"肾妻子"告诉它："去把垃圾倒了吧！""膀胱丈夫"就在"肾妻子"的气化帮助下，排出尿液，我们就可以正常地小便了。也许你会问，难道还有不正常的？是呀，如果"肾妻子"那边有了问题，没有按规律推动、提醒"膀胱丈夫"，那么，反映到我们的身体上，就会是小便不正常了，比如尿频、小便失禁、遗尿等。

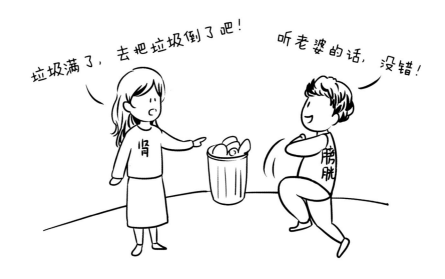

第二节　精气满满的瑜伽秘方——"坐角趴"

我们向大家推荐的瑜伽体式是坐角式（建议在冬天的6个节气中重点练习）。（图8-1）

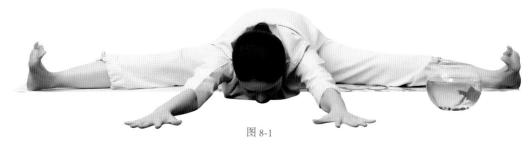

图8-1

一、关于体式

在这个体式中，您会感知到双腿内侧、后侧的强烈拉伸，通过上身的不断前倾，慢慢使拉伸感逐步加强。这个体式会有效地刺激副交感神经系统，把大脑、心脏带入平静的休息状态。

二、注意事项

如果您患有高血压、低血压，或身体的柔韧性欠佳，或年龄在45岁以上，可以练习坐角式的温和体式。

三、给身体带来的益处

1.通过体式练习，使肾经、膀胱经、脾经、肝经得到快速的疏通，可有效缓解消化系统、神经系统、泌尿生殖系统、呼吸系统的不适，可有效缓解和疗愈痛经、腹胀、坐骨神经痛、胸肋胀痛、头痛、眩晕、小便不利、月经不调、肠炎、闭经、腿麻等症状。

2.有效促进骨盆区域的血液循环，缓解女性生理期的各种不适。

3.塑造健美的腿部线条。

四、经典体式精细讲解

步骤1：（准备）

坐在垫子上，双腿打开至最大角度。(图8-2）

脚部：脚跟蹬出去，脚尖回勾，脚尖冲向天花板的方向。

腿部：膝盖窝不断下压垫面。

手部：双手放在身体的两侧。

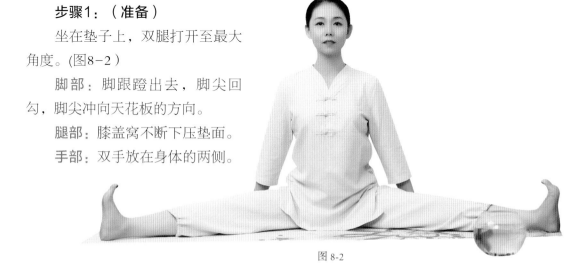

图 8-2

步骤2：（进入）

吸气，抬双手沿耳侧向上延展；呼气，将身体从髋部向前向下，双手指尖触地，不断向前。(图8-3)

脚部： 继续保持脚跟远蹬，脚尖回勾，注意，脚尖依然朝向天花板的方向。

腹部： 每次呼气时，尝试让腹部不断贴近垫面。

背部： 不要拱腰拱背，注意保持背部的平整。

手部： 双手指尖触地，掌心拱起，每次呼气时，慢慢向前延伸，给上身一个向前拉伸的力量。

呼吸： 在您觉得身体可以承受的位置停留，保持3~5组呼吸。

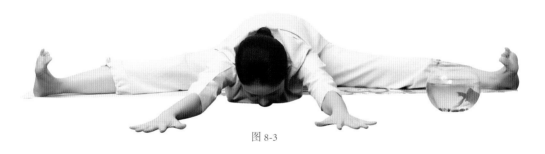

图 8-3

步骤3：（还原）

再次吸气时，抬起头部；呼气，双手依次推地，使上身直立；再次呼气时，将上身后仰，双手在身后撑地，收回双腿，轻轻抖动，放松一下。(图8-4)

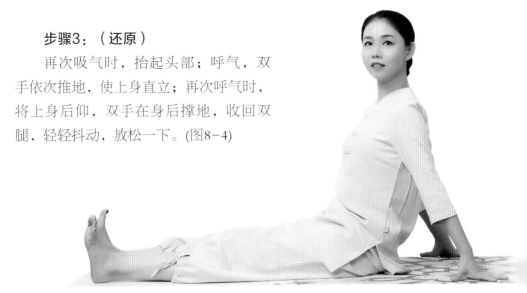

图 8-4

五、温和体式精细讲解

如果您患有高血压、低血压，或身体的柔韧性欠佳，或年龄在45岁以上，可以练习下面的温和体式。

需准备的物品：瑜伽长枕、椅子

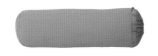

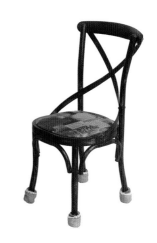

温和步骤1：（准备）

坐在长枕上，双腿张至最大角度。将一把椅子面向自己放在距离自己50～70cm的位置。(图8-5)

脚部：脚跟蹬出去，脚尖回勾，脚尖冲向天花板的方向。

臀部：注意将臀部坐在长枕的前侧1/2处。

手部：双手放在身体的两侧。

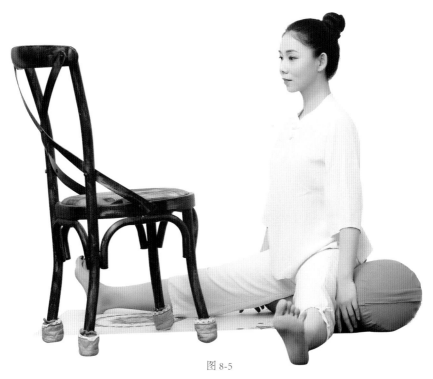

图 8-5

温和步骤2：（进入）

吸气，抬双手沿耳侧向上延展；呼气，将身体从髋部向前向下，将大臂放在椅面上，屈肘，双手搭在对侧肘关节的上方，尝试将身体逐渐向前向下，将头部靠在手臂或椅面上。(图8-6)

脚部：继续保持脚跟远蹬，脚尖回勾，注意，脚尖依然冲向天花板的方向。

臀部：随着上身向前向下，尝试让您的耻骨（会阴部上方）位置贴近长枕。

胸部：每次呼气时，尝试让您的胸部不断向前向下。

背部：不要拱腰拱背，注意保持背部的平整。

手部：双手搭在对侧肘关节的上方。

头部：头部轻轻靠在手臂或椅面上。

呼吸：在觉得身体有一定的拉伸感时停留，保持3～5组呼吸。

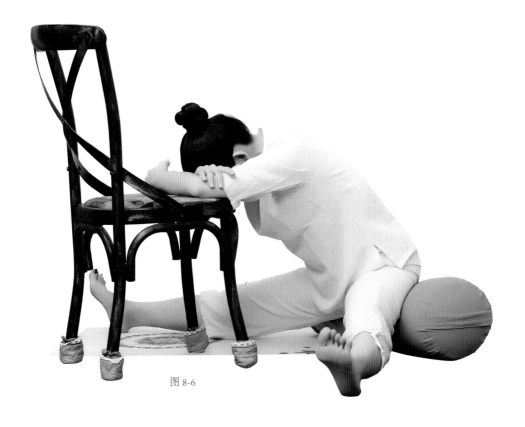

图 8-6

温和步骤3：（还原）

再次吸气时，抬起头部；呼气，双手轻推椅面，使上身直立；再次呼气时，拿开长枕，将上身后仰，双手在身后撑地，收回双腿，轻轻抖动，放松一下。（图8-7）

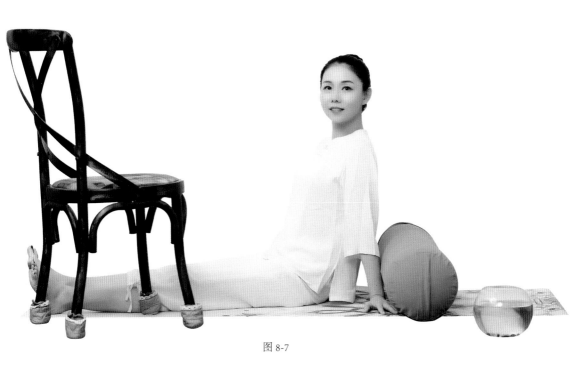

图 8-7

第三节　肾经、膀胱经的"地盘"

肾经和膀胱经除了表里关系之外，都各自掌管着自己的地盘，有着自己的起点、终点和循行路线。

1. 足少阴肾经

《灵枢·经脉》中说："**肾足少阴之脉，起于小指之下，邪走足心，出**

于然骨之下，循内踝之后，别入跟中，上腨内，出腘内廉，上股内后廉，贯脊属肾络膀胱，其直者，从肾上贯肝膈，入肺中，循喉咙，挟舌本；其支者，从肺出络心，注胸中。"

这里讲的是肾经的循行路线。大致意思是这样的：肾的经脉叫足少阴经，起于足小趾下，斜走足心，出内踝前大骨的然谷穴下方，沿内侧踝骨的后面转入足跟，由此上行经小腿肚内侧，出腘窝内侧，再沿股内侧后缘，贯穿脊柱，会属肾脏，联络与本脏相表里的膀胱；直行的经脉，从肾上行，穿过肝脏，通过膈膜，入肺，沿喉咙，挟于舌根；它的支脉，从肺联络心，注于胸中，与手厥阴经相接。

2. 足太阳膀胱经

《灵枢·经脉》中说："**膀胱足太阳之脉，起于目内眦，上额交巅；其支者，从巅至耳上角；其直者，从巅入络脑，还出别下项，循肩髆内，挟脊抵腰中，入循膂，络肾属膀胱；其支者，从腰中下挟脊贯臀，入腘中；其支者，从髆内左右，别下贯胛，扶脊内，过髀枢，循髀外后廉下合腘中，以下贯腨内，出外踝之后，循京骨，至小指之端外侧。"**

这里讲的是膀胱经的循行路线。大致意思是说：膀胱的经脉叫足太阳经，起于眼内角的睛明穴，上行额部交会于头顶；它的支脉，从头顶到耳上角；直行的经脉则从头顶入内络脑，复出下行后项，沿着肩髆内侧，挟行脊柱两旁到达腰部，入深层，沿着脊旁肌肉行走，联络与本经相表里的肾脏，会属本腑膀胱；又一支脉，从腰部下行挟脊通过臀部，直入腘窝中；还有一支脉，通贯肩胛，挟脊下行，过髀枢，沿着大腿外后侧向下行，与前一支脉会合于腘窝中，由此再向下，经过小腿肚，外出踝骨后方，沿小趾本节后的圆骨至小趾外侧尖端，与足少阴经相接。

第四节　疗愈中的"明星穴"

接下来给大家介绍几个疗愈常用的"明星穴位"，作为重点调理的对象哦。

1. 肾经的"明星穴位"（图 8-8）

之一：涌泉穴

1）在哪儿？——足底前部 1/3 处的凹陷中。

2）怎么找？——脚心朝上，从第二、三脚趾的连接处到脚跟作一条连线，在上 1/3 的地方有一个凹陷，就是涌泉穴。

之二：水泉穴

1）在哪儿？——太溪穴直下 1 寸，跟骨结节内侧凹陷中。

2）怎么找？——脚踝内侧，从内踝尖到脚跟最后缘作一条连线，连线的中点，就是水泉穴。

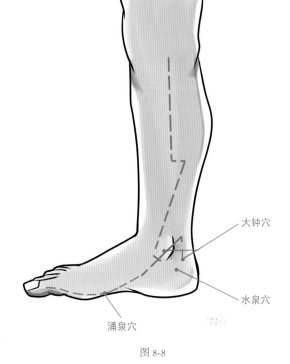

图 8-8

之三：大钟穴

1）在哪儿？——内踝后下方，跟骨上缘，跟腱附着部前缘凹陷处。

2）怎么找？——脚踝内侧，从内踝尖作一条与脚底平行的线，从这条

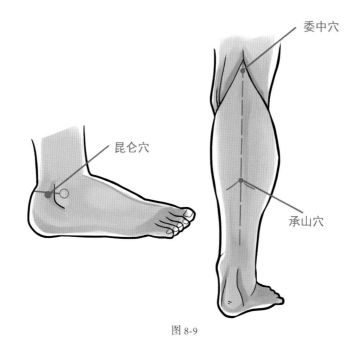

图 8-9

线向下量0.5寸，再作一条平行线，与跟腱交会点前方的凹陷处，就是大钟穴。

2. 膀胱经的"明星穴位"（图 8-9）

之一：昆仑穴

1）在哪儿？——足外踝后0.5寸，跟骨上的凹陷处。

2）怎么找？——脚踝外侧，外踝尖和跟腱之间连线的中点，就是昆仑穴。

之二：承山穴

1）在哪儿？——小腿后区，腓肠肌两肌腹与肌腱交角处。

2）怎么找？——脚跟蹬出去，小腿后面出现的肌肉轮廓的最下端有一个凹陷，就是承山穴。

之三：委中穴

1）在哪儿？——腘横纹中点，股二头肌肌腱与半腱肌肌腱的中点。

2）怎么找？——膝盖后窝的中点，就是委中穴。

3. 阿是穴

就是按摩时发现的痛点。

4. 疏通的手法

我们以肾经为例，先选择一个舒适的姿势坐在垫子上，左腿膝盖弯曲，右腿放松地向前伸展，右手握拳，用你的掌指关节（手背的凸起关节）从上到下轻轻敲击左腿上该经络的走线，循环敲3～5遍后，就会出现明显的痛点。这些痛点一般是"明星穴""阿是穴"的位置，有的是微微的痛，有的会痛不可摸，这时候不要担心，随着我们的疏通，痛感都会慢慢消失的。然后，我们用手指或按摩棒在痛点的位置上轻轻点按30～60下，力度大小以身体能承受为好。（接下来，我们来疏通另一侧）

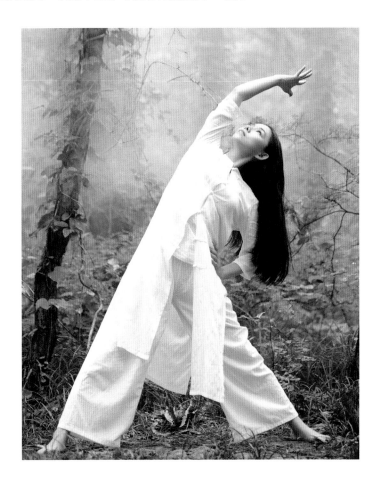

瑜伽

YOGA

之气

第九章

有"湿"的日子，
护"脾"有方

第一节　脾和胃的"甜蜜夫妻档"

这一对"小夫妻"大家一定都很熟悉——脾和胃。如果有的朋友平日里脾、胃方面就是比较虚弱的，建议在一年四季里经常练习，我们推荐的瑜伽体式，疏通容易堵塞的"明星穴"。

1. 我是"脾妻子"

《素问·灵兰秘典论》中说："脾者，谏议之官，知周出焉。"意思是说，脾的位置在"心皇帝""肺宰相"之下，在身体的中央位置，是个向君主反映问题的"谏官"，它对全身各个部位的情况都很了解，如果哪个地方出了问题，它就会及时地把信息传递上去。这个"谏官"脾气比较和缓，做事情不紧不慢，还很公平公正呢。

"脾主生清"，脾就像一个兢兢业业的"送餐员"，当它的"胃丈夫"把我们吃到胃里的食物消化后，就把吸收到的"有营养的好东西"交给了"脾"这个送餐员，脾就马不停蹄地把这些好东西送到五脏六腑、四肢、大脑、皮肤、肌肉等地方，供给它们需要的营养。如果"脾"这个送餐员自己生病了，腿脚不利索了，就不能按时把"一日三餐"送到这些地方，那么，我们就会出现"头晕目眩、精神疲惫、四肢无力"等状况了。你看看，这个"送餐员"如果出了问题，全身的各个脏腑器官都得饿着肚子干活，难怪古人给了它一个无人能比的头衔——"后天之本"呢。

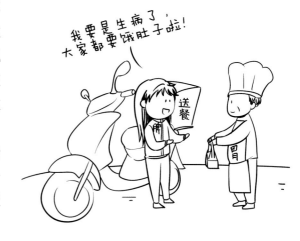

"脾主统血"，脾还负责管理身体里的血液，让它该往哪儿流就往哪儿流，该在哪条道路上走就在哪条道路上走，脾工作起来很有威慑力，管理得井井有条，可当它生病的时候，那些下属就不听话了，开始乱跑。我们日常经常会见到的流鼻血、牙龈出血、尿血等现象就和脾有关，脾自己生病了，没力气了，就管不住这些血，它们就会跑出来了。

2. 我是"胃丈夫"

《素问·灵兰秘典论》中说："**胃者，仓廪之官，五味出焉。**"意思是说，我们的胃，就像是一个收藏粮食的仓库一样，所有吃进去的食物都在这里经过消化吸收后，将营养输送到全身。胃上面连着食管，下面通到小肠，同样位于人体的中央位置。

"主受纳水谷"，意思是说，当我们吃饭的时候，吃进去的东西，通过牙齿的咀嚼，由大颗粒变成了更容易消化的小颗粒，然后通过食管进入胃里，胃像个小仓库一样，先把这些食物小颗粒容纳下来，然后再慢慢研磨消化成更小的颗粒。

"主腐熟水谷"，意思是说，胃除了可以接收食物，还可以把它们加工、煮熟。你看，它更像一个煮饭的锅，我们把各种食料切碎了，放进锅里，这个锅盛着放进来的各种食物，用自身的热量，慢慢把食物煮熟。然后呢，胃就把里面有营养的物质吸收了，转身交给了"脾妻子"，由"脾妻子"将食物里的精华送到全身。回过头来，胃再将剩下的食物输送到小肠里，把自己这口锅腾出地方来，准备接纳下一波的食物。你看，"胃丈夫"和"脾妻子"简直就是我们五脏六腑的"大食堂"呀！

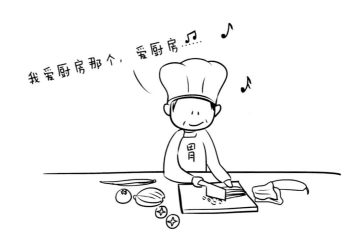

第二节　消化道的瑜伽卫士——"鸟王式"

我们向大家推荐的瑜伽体式是鸟王式（建议在一年四季的24个节气中都要练习）。（图9-1）

一、关于体式

在这个体式中，通过双腿、双臂的缠绕和相互对抗，您可以感受到肩部、手臂、腿部的深度拉伸，内脏会得到温和的按摩，您将学会从四肢相互对抗的力量中，找到身体平衡的感觉。

二、注意事项

1.如果女性正处于经期，要避免练习这个体式。

2.如果您有肩部、肘部、膝关节的不适，可以练习鸟王式的温和体式。

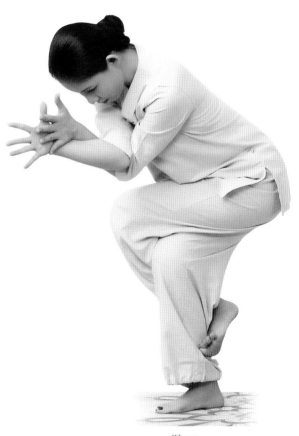

图 9-1

三、给身体带来的益处

1.通过体式练习，使脾经、胃经、小肠经得到快速的疏通，可有效缓解消化系统的不适，有效缓解和疗愈腹胀、腹泻、肠鸣、胃痛、消化不良、肩背痛、肩关节病等症状。

2.强健脚踝力量，增强身体平衡能力，预防大脑功能退化。

3.深度放松背部、肩部肌肉，增强四肢的柔韧性。

4.减少大腿、手臂的脂肪堆积，塑造健美的线条。

四、经典体式精细讲解

步骤1：（准备）

双脚并拢站立在垫子上，双手扶髋，略屈双膝，身体略微前倾。（图9-2）

脚部：将身体的重心均匀分布在脚掌和脚跟。

腿部：大腿、小腿肌肉收紧，膝盖并拢，略屈。

腹部：收紧腹部，略卷尾骨向下。

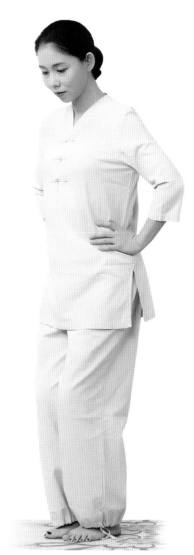

图9-2

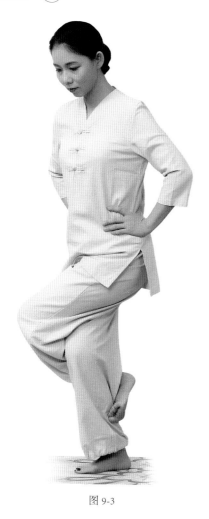

图 9-3

步骤2：（进入1）

慢慢地将身体的重心转移到右脚上，抬起左腿，与右大腿在根部交叉，小腿互相缠绕，尝试用你的左脚脚尖勾住右脚脚踝，稳定好身体的重心。（图9-3）

脚部：右脚内缘用力下压垫面，将重心稳定在脚掌和脚跟。

腿部：双腿紧紧缠绕，找到一种不断相互对抗的力量，稳定好身体的重心。尽可能让你的双膝向前。

髋部：双手扶髋，保持骨盆端正向前。

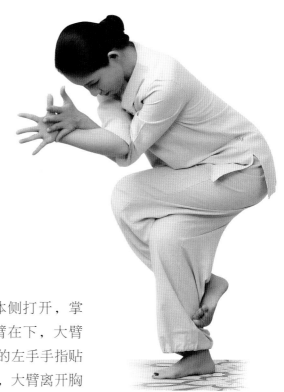

图 9-4

步骤3：（进入2）

再次吸气时，双手手臂在体侧打开，掌心向前；呼气，右臂在上，左臂在下，大臂交叉，小臂互相缠绕，尝试用你的左手手指贴在右手手腕的内侧；再次呼气时，大臂离开胸部，小臂慢慢向外展开。（图9-4）

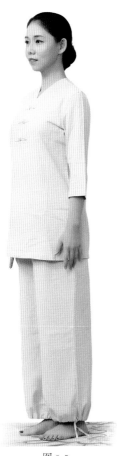

背部：不要拱背，始终保持背部的平整。

腹部：再次呼气时，尝试让你的腹部不断贴近大腿的前侧。

肩部：双臂不断相互对抗，感受肩部强烈的拉伸，同时双肩继续向后向下。

手部：尽可能让双手的拇指指向自己。

呼吸：在这里保持1～3组呼吸。

步骤4：（还原）

吸气，松开双臂、双腿；呼气，绷直双膝，恢复直立，放松一下身体。（图9-5）

接下来，进行一组反方向的体式练习，体式要点与上述4个步骤相同。（注意不要只做一边！）

图9-5

五、温和体式精细讲解

如果您有肩部、肘部、膝关节的不适，可以练习鸟王式的温和体式。

温和步骤1：（准备）

双脚并拢站立在垫子上，双手扶髋，略屈双膝，身体略微前倾。（图9-6）

脚部：将身体的重心均匀分布在脚掌和脚跟。

腿部：大腿、小腿肌肉收紧，膝盖并拢，略屈。

腹部：收紧腹部，略卷尾骨向下。

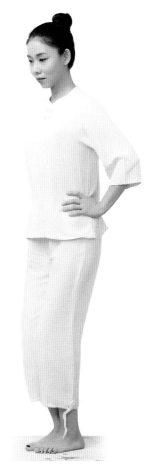

图9-6

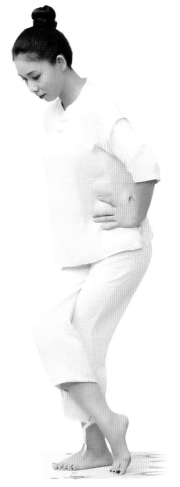

温和步骤2：（进入1）

慢慢地将身体的重心转移到左脚上，抬起右腿，与左大腿在根部交叉，用你的右脚脚尖轻触左脚外侧的垫面，慢慢稳定好身体的重心。（图9-7）

脚部：左脚内缘用力下压垫面，右脚脚掌（或脚尖）轻触垫面。

腿部：大腿相互缠绕，找到一种不断相互对抗的力量，稳定好身体的重心。

髋部：双手扶髋，保持骨盆端正向前。

图 9-7

温和步骤3：（进入2）

再次吸气时，双手手臂在体侧打开，掌心向前；呼气，右臂在上，左臂在下；双手臂在肘部交叉，双手手背相对，尝试将你的左手手指贴在右手的手背上。（图9-8）

背部：不要拱背，始终保持背部的平整。

肩部：双肘不断相互对抗，感受肩部的拉伸，同时双肩继续向后向下。

手部：尽可能让双手的拇指指向自己。

呼吸：在这里保持1～3组呼吸。

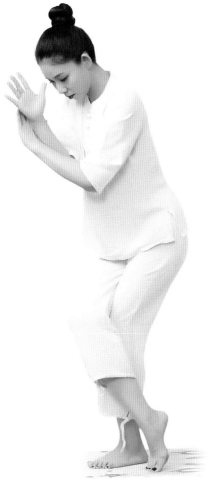

图 9-8

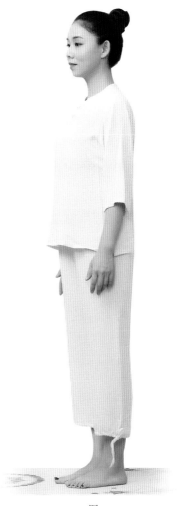

温和步骤4：（还原）

吸气，松开双臂、双腿；呼气，绷直双膝，恢复直立，放松一下身体。（图9-9）

接下来，进行一组反方向的体式练习，体式要点与上述4个步骤相同。（注意不要只做一边）

图 9-9

第三节 脾经、胃经的"地盘"

脾经和胃经除了表里关系之外，都各自掌管着自己的地盘，有着自己的起点、终点和循行路线。

1. 足太阴脾经

《灵枢·经脉》中说："脾足太阴之脉，起于大指之端，循指内侧白肉际，过核骨后，上内踝前廉，上腨内，循胫骨后，交出厥阴之前，上循膝股内前廉，入腹属脾络胃，上膈，挟咽，连舌本，散舌下，其支者，复从胃，别上膈，注心中。"

这里讲的是脾经的循行路线。大致意思是说：脾的经脉叫足太阴经，起于足大趾尖端，沿大趾内侧赤白肉分界处，经过大趾本节后的圆骨，上行至足内踝的前面，再上行入小腿肚内侧，沿胫骨后方，穿过足厥阴经，复出足厥阴之前，再向上行，经过膝股内侧的前缘，直入腹内，联络脾和胃，再上膈膜，挟行咽喉，连舌根，散舌下；它的支脉，再从胃腑别出上膈膜，注于心中，与手少阴经相接。

2. 足阳明胃经

《灵枢·经脉》中说："胃足阳明之脉，起于鼻之交頞中，旁约太阳之脉，下循鼻外，上入齿中，还出挟口环唇，下交承浆，却循颐后下廉，出大迎，循颊车，上耳前，过客主人，循发际，至额颅；其支者，从大迎前下人迎，循喉咙，入缺盆，下膈属胃络脾；其直者，从缺盆下乳内廉，下挟脐，入气街中；其支者，起于胃口，下循腹里，下至气街中而合，以下髀关，抵伏兔，下膝膑中，下循胫外廉，下足跗，入中指内间，其支者，下廉三寸而别，下入中指外间；其支者，别跗上，入大指间，出其端。"

这里讲的是胃经的循行路线。大致意思是说：胃的经脉叫足阳明经，起于鼻旁，由此上行，左右相交于鼻梁上端凹陷处，缠束旁侧的足太阳经脉，至目下晴明穴，由此下行，沿鼻外侧，入上齿龈，复出环绕口唇，相交于任脉的承浆穴，再沿腮部后方的下缘，出大迎穴，沿耳下颊车上行至耳前，过足少阳经的客主人穴，沿发际至额颅部。它的支脉，从大迎前下走人迎穴沿喉咙入缺盆，下膈膜，会属本经胃腑，联络与本经相表里的脾脏。其直行的经脉，从缺盆下走乳内侧，再向下挟脐，入毛际两旁的气冲部；另一支脉，从胃口起始，向下至腹内，再下至气冲部与前直行的经脉会合，由此下行，经大腿前方至髀关，直抵伏兔穴，下入膝盖，沿胫骨前外侧下至足背，入中趾内侧；再一支脉，自膝下3寸处别出，向下行入中趾外侧；又一支脉，从足背斜出足厥阴的外侧，走入足大趾，直出大趾尖端，与足太阴脾经相连接。

第四节 疗愈中的"明星穴"

接下来给大家介绍几个疗愈中常用的"明星穴位"，作为重点调理的对象哦。

1. 脾经的"明星穴位"（图 9-10）

之一：公孙穴

1）在哪儿？——足内侧缘，第一跖骨底的前下缘赤白肉际处。

2）怎么找？——脚心向上，找到脚拇指下的大关节，从下缘量取一个拇指的宽度，与脚心脚背分界线的交点，就是公孙穴。

之二：三阴交穴

1）在哪儿？——小腿内侧，内踝

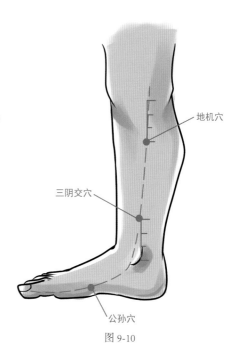

地机穴

三阴交穴

公孙穴

图 9-10

尖上3寸，胫骨内侧缘后际。

2）怎么找？——小腿内侧，从内踝尖向上量取4个手指的宽度，骨头的后侧凹陷，就是三阴交穴。

之三：地机穴

1）在哪儿？——小腿内侧，阴陵泉穴下3寸，胫骨内侧缘后际。

2）怎么找？——屈膝小于90°，找到膝盖窝横纹上端的凹陷处，到内踝尖作一条连线，然后，从凹陷处沿线量取4个手指的宽度，就是地机穴。

2. 胃经的"明星穴位"（图9-11）

之一：丰隆穴

1）在哪儿？——小腿外侧，外踝尖上8寸，胫骨前肌外缘。

2）怎么找？——伸直腿，在膝盖的下方可以看到两个凹陷（我们叫它膝眼），在外侧膝眼和外踝尖作一条连线，在连线的中点处，就是丰隆穴。

之二：梁丘穴

1）在哪儿？——髌底上2寸，股外直肌与股直肌肌腱之间。

2）怎么找？——伸直膝盖，脚跟蹬出，在膝盖外侧找到一个长条的凹陷区，沿着凹陷区，从膝盖外侧中间位置向大腿方向量取3个手指的宽度，就是梁丘穴。

之三：髀关穴

1）在哪儿？——股直肌近端、缝匠肌与阔筋膜张肌3条肌肉之间的凹陷处。

2）怎么找？——仰卧，找到腹部外侧髋骨的最高点，和同侧膝盖外侧作一条连线，再从会阴部作一条它的垂线，两线的交点，就是髀关穴。

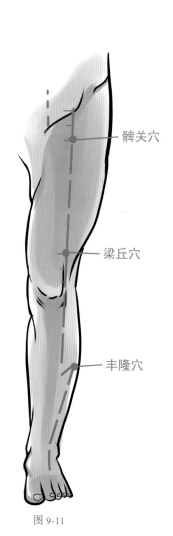

髀关穴

梁丘穴

丰隆穴

图 9-11

3. 阿是穴

就是按摩时发现的痛点。

4. 疏通的手法

我们以脾经为例，先选择一个舒适的姿势坐在垫子上，左腿膝盖弯曲，放松地向前伸展，右手握拳，用你的掌指关节（手背的凸起关节）从上到下轻轻敲击左腿上该经络的走线，循环敲3～5遍后，就会出现明显的痛点。这些痛点一般是"明星穴""阿是穴"的位置，有的是微微的痛，有的会痛不可摸，这时候不要担心，随着我们的疏通，痛感都会慢慢消失的。然后，我们用手指或按摩棒在痛点的位置上轻轻点按30～60下，力度大小以身体能承受为好。（接下来，我们来疏通另一侧）

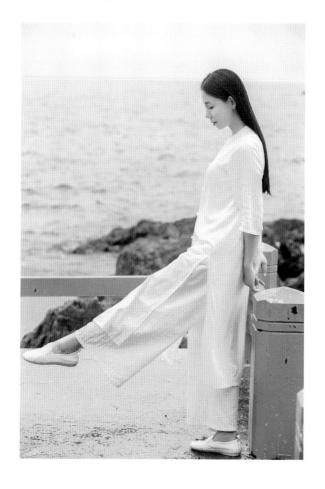

瑜伽

YOGA

之气

第十章

情绪面前，
记得关爱小“心包”

第一节　心包和三焦的"恋爱日记"

今天给大家介绍最后一对"小夫妻"——心包和三焦。如果有的朋友平日里心脏比较虚弱，有三焦经阻塞引起的各种症状，建议在一年四季里，经常练习我们推荐的瑜伽体式，疏通容易堵塞的"明星穴"。

1. 我是"心包妻子"

《**素问·灵兰秘典论**》中说："膻中者，臣使之官，喜乐出焉。"心包，是心脏外面的一层包膜，它还有另一个名字，叫"膻中"。它就像"心皇帝"身边武功高强的"大太监"一样，时时刻刻保护着君主，同时向外传递君主的命令。"心皇帝"的高兴或不高兴的情绪，都通过它来传递出来。

"**代心受邪**"，意思是说，心包是个忠心耿耿的臣子，当外面有敌人来侵犯，"心皇帝"受到威胁的时候，它会挺身而出，和敌人搏斗；如果敌人非常强悍，它就会代替君主受到伤害。

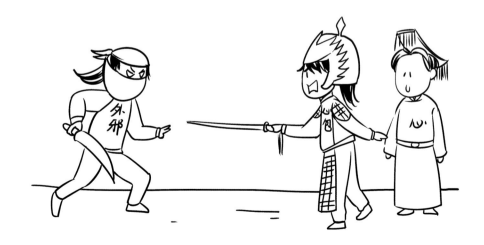

2. 我是"三焦丈夫"

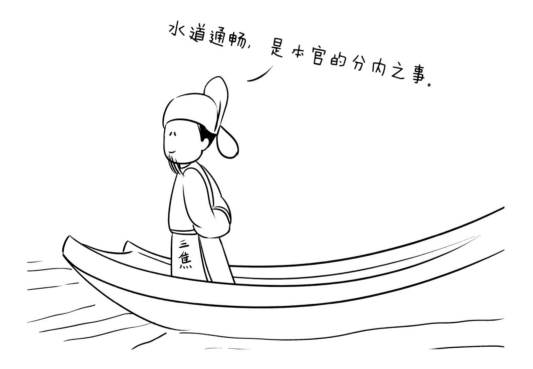

《素问·灵兰秘典论》中说："三焦者，决渎之官，水道出焉。"三焦是全身上下水液和营养物质运行的通道。它像一个大大的管道系统，分为上层管道（上焦）、中层管道（中焦）、下层管道（下焦）三个部分。

我们都知道，一到冬天，自己家的地热暖气管道，每天都有热水在咕噜咕噜地流动着。水从锅炉房烧热后，通过各层管道，一路送到家家户户里。如果管道不通畅了，或者管道破损了，热水输送不到自己家里，房间里就会很冷。三焦这个通道是运送水液和营养物质的，如果出现了堵塞，水液就会停留在不该停留的地方，导致出现各种问题。

第二节　远离焦躁的瑜伽药丸——"婴儿式"

我们向大家推荐的瑜伽体式是婴儿式（建议在一年四季的 24 个节气中都要练习）。（图10-1）

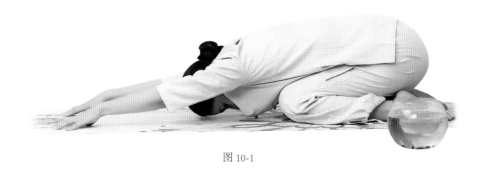

图 10-1

一、关于体式

这个体式经常用来达到伸展脊柱、放松身体的效果。在练习这个体式时，你会感受到手臂、头部向前，臀部向后的整个脊柱的最大伸展，通过双向拉伸的体式，可以使颈椎、胸椎、腰椎、骶骨、后背部肌肉、手臂肌肉得到伸展和放松，同时按摩腹部的脏腑器官。

二、注意事项

如果你有膝盖或脚踝方面的不适，可以练习婴儿式的温和体式。

三、给身体带来的益处

1.通过体式练习，使心包经、三焦经得到快速的疏通，可有效缓解神经系统、血液循环系统的不适，有效缓解和疗愈心痛、心悸、神经衰弱、头痛目眩、胸闷、失眠、肩臂痛、手麻等症状。

2.伸展颈椎、胸椎、腰椎，缓解腰背部疲劳。

3.放松肩颈，缓解疲惫和紧张情绪。

四、经典体式精细讲解

1.步骤1：（准备）

四点式跪立在垫子上，双手放在双肩的下方，大腿垂直于垫面，小腿贴在垫子上。(图10-2)

腿部：大腿垂直于垫面，小腿、脚背贴在垫子上。膝盖分开，与髋同宽。

手部：双手放在双肩的正下方，整个手掌压实垫面。

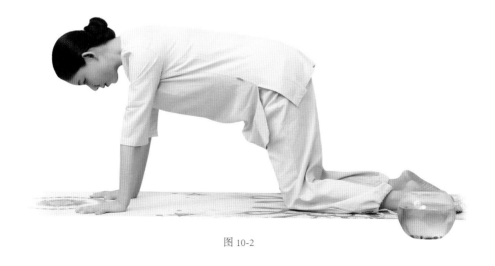

图 10-2

2.步骤2：（进入）

吸气，向前延展脊柱；呼气，将臀部向后向下，寻找双脚脚跟的方向，同时，双手手心拱起，手指慢慢向前挪动。(图10-3)

臀部：每次呼气时，臀部不断向后向下坐。

腹部：腹部不要贴在大腿上。

肩部：双肩不断外展，充分放松肩部肌肉。

手部：手心拱起，指尖触地，每次呼气时，不断向前挪动。

头部：不要过分低头，头部在脊柱的延长线上。

呼吸：在你觉得可以的位置停留，充分感受手臂、头部向前，臀部向后的整个脊柱的拉伸与放松。在这里保持5～8组呼吸。

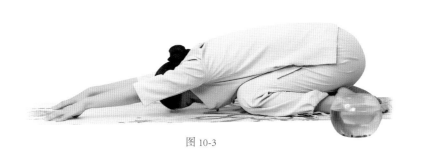

图 10-3

3.步骤3：（还原）

吸气，双手放松；呼气，将重心慢慢转移到臀部，双手掌撑地，直立上身；再次呼气时，依次抬起小腿，恢复山立式站姿。(图10-4)

五、温和体式精细讲解

如果您有颈椎、腰背部方面的不适，或高血压、低血压，可以练习婴儿式的温和体式。

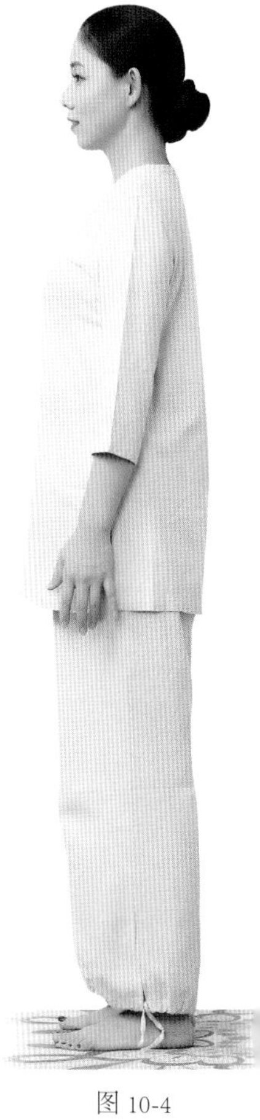

图 10-4

需准备物品：瑜伽长枕

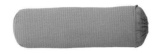

1.温和步骤1：（准备）

四点式跪立在垫子上，双手放在双肩的下方，大腿垂直于垫面，小腿贴在垫子上。将一个长枕横放在垫子的前端。(图10-5)

腿部：大腿垂直于垫面，小腿、脚背贴在垫子上。膝盖分开，与髋同宽。

手部：双手放在双肩的正下方，整个手掌压实垫面。

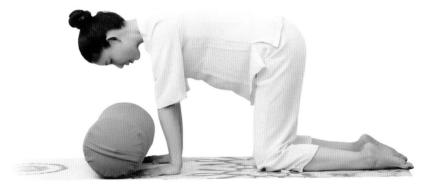

图 10-5

2.温和步骤2：（进入）

吸气，向前延展脊柱；呼气，将臀部向后向下，寻找双脚脚跟的方向，同时，双手向前平伸，将额头搭在前方的长枕上，手臂伸直。(图10-6)

臀部：每次呼气时，臀部不断向后向下坐。

腹部：腹部自然放松。

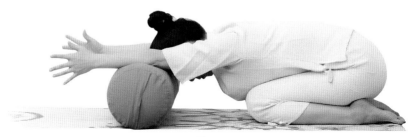

图 10-6

背部：背部向手臂的方向延展，感受脊柱的充分拉伸。

手部：手心相对，五指自然张开。手臂自然伸直，肘部搭在长枕上方。

头部：额头搭在前方的长枕上，放松颈椎。

呼吸：在您觉得可以的位置停留，充分感受手臂向前、臀部向后的整个脊柱的拉伸与放松。在这里保持5～8组呼吸。

3.温和步骤3：（还原）

吸气，双手放松；呼气，将重心慢慢转移到臀部，双手掌轻推长枕，直立上身；再次呼气时，依次抬起小腿，恢复山立式站姿。（图10-7）

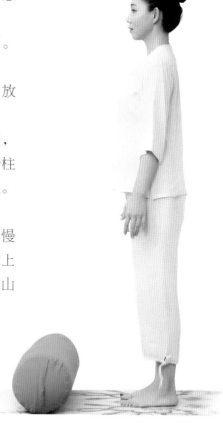

图 10-7

第三节 心包经、三焦经的"地盘"

心包经和三焦经除了表里关系之外，都各自掌管着自己的地盘，有着自己的起点、终点和循行路线。

1. 手厥阴心包经

《灵枢·经脉》中说："心主手厥阴心包络之脉，起于胸中，出属心包络，下膈，历络三焦；其支者，循胸出胁，下腋三寸，上抵腋，下循臑内，行太阴少阴之间，入肘中，下臂行两筋之间，入掌中，循中指出其端，其支者，别掌中，循小指次指出其端。"

这里讲的是心包经的循行路线。大致意思是说：心主的经脉叫手厥阴心包经，起于胸中，出属心包络，下膈膜，依次联络上、中、下三焦；它的支脉，从胸走胁，当腋缝下3寸处上行至腋窝，向下再循上臂内侧，行于手太阴经和手少阴经中间，入肘中，向下沿着前臂两筋之间，入掌中，沿中指直达尖端；又一支脉，从掌内，沿无名指直达尖端，与手少阴经相接。

2. 手少阳三焦经

《灵枢·经脉》中说："三焦手少阳之脉，起于小指次指之端，上出两指之间，循手表腕，出臂外两骨之间，上贯肘，循臑外上肩，而交出足少阳之后，入缺盆，布膻中，散络心包，下膈，遍属三焦；其支者，从膻中上出缺盆，上项，侠耳后直上，出耳上角，以屈下颊至䪼；其支者，从耳后入耳中，出走耳前，过客主人，前交颊，至目锐眦。"

这里讲的是三焦经的循行路线。大致意思是说：三焦的经脉叫手少阳经，起于无名指尖端，上行小指与无名指中间，沿手背上行腕部，出前臂外侧两骨中间，穿过肘，沿上臂外侧上肩，交出足少阳经的后面，入缺盆，行于两乳之间的膻中，与心包联络，下膈膜，依次会属于上、中、下三焦；它的支脉，从膻中上出缺盆，再上走项，挟耳后，直上耳上角，由此环曲下行，绕颊部至眼眶下；又一支脉，从耳后进入耳中，复出耳前，过足少阳经客主人穴的前方，与前一条支脉交会于颊部，向上行至眼外角，与足少阳经相接。

第四节　疗愈中的"明星穴"

接下来给大家介绍几个疗愈中常用的"明星穴位"，作为重点调理的对象哦。

1. 心包经的"明星穴位"（图10-8）

之一：中冲穴

1）在哪儿？——手中指末节尖端中央。

2）怎么找？——手心向上，中指的指尖的最高点，就是中冲穴。

之二：郄门穴

1）在哪儿？——腕掌侧远端横纹上5寸，掌长肌肌腱与桡侧腕屈肌肌腱之间。

2）怎么找？——手心向上，从中指指根到肘横纹的中点作一条连线，再找到腕横纹和肘横纹之间的中点，向手腕方向，量取一个拇指宽度的距离，作一条垂线，两线的

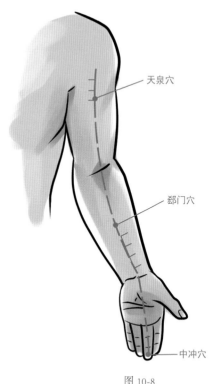

天泉穴

郄门穴

中冲穴

图 10-8

交点，就是郄门穴。

之三：天泉穴

1）在哪儿？——腋前纹头下2寸，肱二头肌的长、短头之间。

2）怎么找？——手臂自然下垂，找到腋下的纹上端，沿着大臂内侧向下量取3个手指宽度的距离，就是天泉穴。

2. 三焦经的"明星穴位"（图10-9）

之一：关冲穴

1）在哪儿？——第四手指末节尺侧，指甲根角侧上方0.1寸。

2）怎么找？——手心向下，无名指指甲根靠近小指的一侧0.1寸的地方，就是关冲穴。

之二：四渎穴

1）在哪儿？——肘尖下5寸，尺骨与桡骨间隙中点。

2）怎么找？——屈肘，手心向下，从腕背横纹中点到肘尖作一条连线，再找到这条线的中点，向肘尖方向量取一个拇指的宽度，作一条垂线，两线的交点，就是四渎穴。

之三：消泺穴

1）在哪儿？——肘尖与肩峰角连线上，肘尖上5寸。

2）怎么找？——屈肘，手心向下，找到肩部最高点，和肘尖作一条连线，从肘尖向上量取7个手指的宽度（4+3），作一条它的垂线，两线的交点，就是消泺穴。

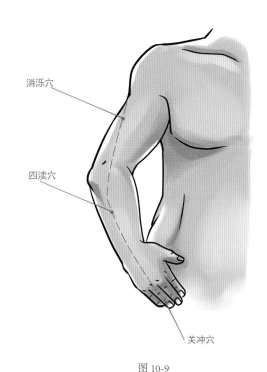

消泺穴

四渎穴

关冲穴

图 10-9

3. 阿是穴

就是按摩时发现的痛点。

4. 疏通的手法

我们以脾经为例，先选择一个舒适的姿势坐在垫子上，左手手心向上，放松伸展，右手握拳，用你的掌指关节（手背的凸起关节）从上到下轻轻敲击左腿上该经络的走线，循环敲3～5遍后，就会出现明显的痛点。这些痛点一般是"明星穴""阿是穴"的位置，有的是微微的痛，有的会痛不可摸，这时候不要担心，随着我们的疏通，痛感都会慢慢消失的。然后，我们用手指或按摩棒在痛点的位置上轻轻点按30～60下，力度大小以身体能承受为好。（接下来，我们来疏通另一侧）

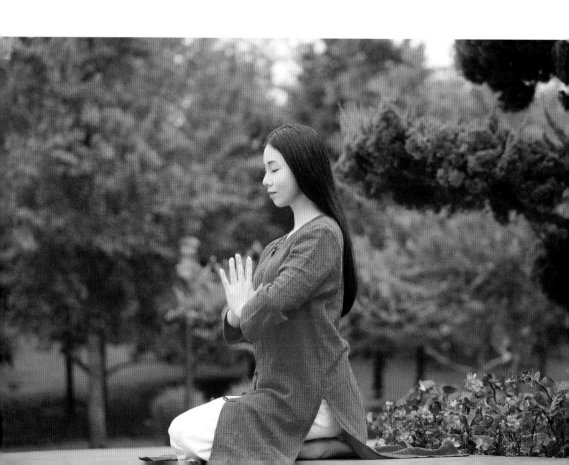

图书推荐

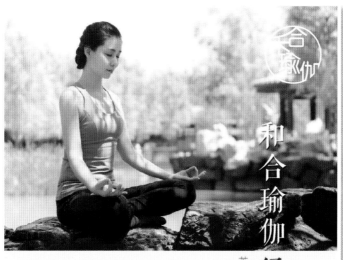

《和合瑜伽——经络疗愈 24 式 》

定价：32.00 元

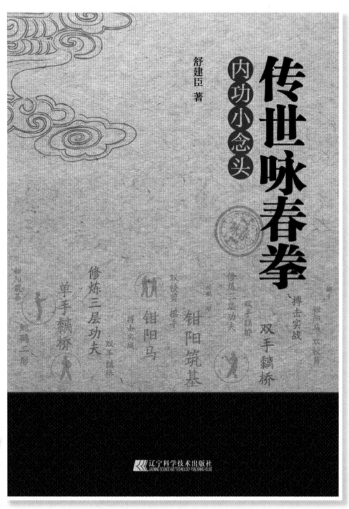

《传世咏春拳内功小念头》

定价：49.80元

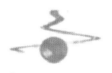

图书推荐

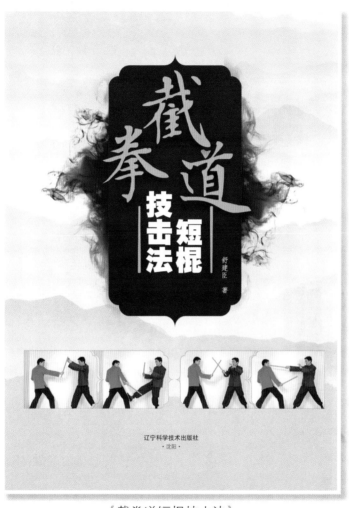

《截拳道短棍技击法》

定价：58.00 元

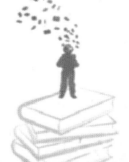

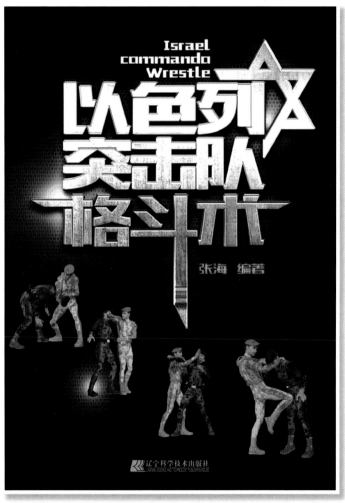

《以色列突击队格斗术》

定价：36.00元

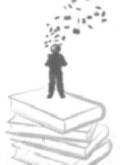